Prasanna Sawant
Sachin B. Mangalekar
Pallavi Kamble

Peri-Implantite: Desafios e Soluções em Implantodontia

Prasanna Sawant
Sachin B. Mangalekar
Pallavi Kamble

Peri-Implantite: Desafios e Soluções em Implantodontia

Abordagens inovadoras para combater as infecções dos implantes

ScienciaScripts

Imprint

Cover image: www.ingimage.com

This book is a translation from the original published under ISBN 978-3-639-71504-0.

Publisher:
Sciencia Scripts
is a trademark of
Dodo Books Indian Ocean Ltd. and OmniScriptum S.R.L publishing group

120 High Road, East Finchley, London, N2 9ED, United Kingdom
Str. Armeneasca 28/1, office 1, Chisinau MD-2012, Republic of Moldova, Europe
Managing Directors: Ieva Konstantinova, Victoria Ursu
info@omniscriptum.com

Printed at: see last page
ISBN: 978-620-8-61158-3

Conteúdo

1 RECONHECIMENTO

Em primeiro lugar e acima de tudo, agradeço ao **Senhor Todo-Poderoso** por me ter dado esta oportunidade e por me ter concedido a capacidade de prosseguir com êxito.

O trabalho que se segue foi possível graças às contribuições de algumas pessoas que tiveram a amabilidade de dedicar uma quantidade considerável de tempo e recursos para a realização deste projeto.

Gostaria de exprimir a minha imensa gratidão ao **Dr. Sharad Kamat,** Diretor, Professor, Departamento de Dentisteria Conservadora e Endodontia, Faculdade de Medicina Dentária e Hospital Bharati Vidyapeeth (considerada universidade), Sangli, por me ter inspirado e motivado a alcançar o melhor.

Estou profundamente grato ao **Dr. Sachin B. Mangalekar**, meu orientador e professor, chefe de departamento, departamento de periodontologia, faculdade de medicina dentária e hospital Bharati Vidyapeeth (considerada universidade), que tem sido um pilar de força. Guiou-me com a maior paciência e foi um professor ideal.

Estou grato ao **Dr. Pramod Waghmare, professor,** à **Dra. Pallavi Kamble,** ao **Dr. Nitin Gorwade,** ao **Dr. Jeeth Rai**, professores associados, à **Dra. Priyanka Lavate,** ao **Dr. Kunal Keshaw, ao Dr. Shashank Vijapure,** professores assistentes, pelo seu apoio e pela valiosa orientação que recebi.

Estou imensamente grata às minhas colegas de grupo, **a Dra. Saumya Shankar e** a **Dra. Shruti Kumbhare**, pelo seu apoio e motivação constantes ao longo do meu curso.

Estou igualmente grata aos meus superiores, **Dra. Ankita Saha, Dra. Anuja Jagtap, Dra. Janak Wakankar, Dra. Rachana Agarwal, Dra. Shivani Lanjewar e Dra. Yashasri Nayak**, pela sua ajuda e sugestões**.**

Acima de tudo, estou muito grato à minha família, que é responsável pelo que sou hoje e que me apoiou nos momentos difíceis como um pilar.

2 INTRODUÇÃO

O sucesso dos implantes dentários é altamente dependente da integração entre o implante e os tecidos duros ou moles intra-orais. A rutura inicial da interface implante-tecido começa geralmente na região da crista em implantes endósteos osseointegrados com sucesso, independentemente das abordagens cirúrgicas (submersas ou não submersas)[1].

A perda de dentes causada por doenças periodontais, cáries dentárias, traumatismos mecânicos ou complicações endodônticas é uma doença comum em todo o mundo. Atualmente, o tratamento clínico baseia-se principalmente na tecnologia de restauração de próteses, entre as quais o implante dentário é a escolha padrão.[2] No entanto, a sua estabilidade no osso alveolar baseia-se na osseointegração compacta, que carece do amortecedor do ligamento periodontal (PDL) e do propriocetor, o que resulta frequentemente em concentração de stress, absorção do osso alveolar e inflamação *peri-implantar*.[3]

A utilização de implantes dentários para suporte de reabilitações protéticas tem demonstrado resultados altamente satisfatórios no que respeita ao restabelecimento da função e estética do paciente, bem como em termos de sobrevivência a longo prazo.[4] No entanto, os implantes dentários podem perder osso de suporte, mesmo em casos de osseointegração bem sucedida. Estas doenças são definidas como lesões inflamatórias dos tecidos peri-implantares circundantes e incluem duas entidades diferentes: a mucosite periimplantar e a periimplantite.[5] A mucosite periimplantar é como uma lesão inflamatória limitada à mucosa circundante de um implante, enquanto a periimplantite é uma lesão inflamatória da mucosa que afecta o osso de suporte com perda de osseointegração.[6]

O termo mucosite peri-implantar foi proposto para designar inflamações reversíveis dos tecidos moles que rodeiam os implantes em função. Está bem estabelecido que a manutenção de tecidos saudáveis à volta dos implantes é um dos factores chave para o sucesso a longo prazo dos implantes. A acumulação de placa induz um processo inflamatório que pode levar a uma destruição progressiva dos tecidos moles e duros e, em última análise, ao fracasso do implante.[7] O processo inflamatório, mucosite, é uma inflamação marginal sem ligação ou perda óssea, semelhante à gengivite em torno dos dentes naturais. A prevalência de peri-implantite parece ser da ordem dos 10% ao nível do implante e 20% ao nível do paciente durante 5-10 anos de função.[8] Uma meta-análise reportou uma prevalência média ponderada de mucosite peri-implantar de 43% (1196 pacientes e 4209 implantes) e uma prevalência média ponderada de periimplantite de 22% (2131 pacientes e 8893 implantes). No entanto, os autores afirmaram que a heterogeneidade nos critérios de definição de peri-implantite poderia ser um fator de confusão.[8]

A peri-implantite tem sido primariamente descrita como uma condição patológica infecciosa simples dos tecidos peri-implantares.[9] Muitos factores locais, como a superfície do implante, a topologia e a contaminação bacteriana na junção implante/pilar, e factores do paciente, como o hábito de fumar, má higiene oral, história ou presença de periodontite, genética e consumo excessivo de álcool, também têm sido associados a um risco acrescido de desenvolvimento de doenças peri-implantares[10]

A etiologia da perda óssea alveolar à volta dos implantes desempenha um papel crucial na classificação da doença. As teorias mais comuns para explicar a perda óssea alveolar são a teoria da infeção e a teoria da sobrecarga.[11] A teoria da infeção afirma que os implantes são susceptíveis a tipos de doença semelhantes aos dos dentes, com a diferença principal de que o termo periodontite é reservado para os dentes e peri-implantite é reservado para os implantes.

A teoria da sobrecarga não foi claramente determinada. Alguns estudos sugerem que a sobrecarga oclusal pode desempenhar um papel quando associada à acumulação de placa ou inflamação pré-existente.[11] Foi também desenvolvida uma terceira teoria, em que a perda óssea alveolar é explicada pela sinergia de factores combinados, tais como procedimentos cirúrgicos, protéticos e distúrbios do paciente. A diferença entre peri-implantite primária e secundária também foi apresentada. Na peri-implantite primária, a infeção bacteriana é a causa primária da perda óssea alveolar, enquanto a peri-implantite secundária pode ter origem noutros factores.[12]

O sucesso dos implantes dentários depende muito da integração entre o implante e o tecido duro/macio intra-oral. A rutura inicial da interface implante-tecido começa geralmente na região da crista em implantes endósteos osseointegrados com sucesso, independentemente das abordagens cirúrgicas (submersas ou não submersas). A perda óssea precoce da crista é frequentemente observada após o primeiro ano de funcionamento, seguida de uma perda óssea mínima (<0,2 mm) anualmente. Existem seis hipóteses de factores etiológicos plausíveis, incluindo trauma cirúrgico, sobrecarga oclusal, peri-implantite, microgap, largura biológica e módulo da crista do implante.[12]

Podem ser observados sinais clínicos como vermelhidão, inchaço, sangramento à sondagem suave e supuração. A mucosite peri-implantar é uma lesão inflamatória da mucosa peri-implantar na ausência de perda óssea marginal contínua e é causada principalmente por uma perturbação da homeostase hospedeiro-micróbio na interface implante-mucosa, sendo uma condição reversível ao nível dos biomarcadores do hospedeiro. Os factores associados à mucosite peri-implantar incluem a acumulação de biofilme, o tabagismo e a radioterapia. A terapia regular de suporte peri-implantar com remoção do biofilme é uma estratégia preventiva importante contra a conversão da saúde em mucosite peri-implantar e também contra a progressão da mucosite peri-implantar para peri-implantite.[13]

A mucosa peri-implantar saudável é caracterizada pela presença de um epitélio oral que se estende para um epitélio de barreira não queratinizado com lâmina basal e hemidesmossomas virados para a superfície do implante ou do pilar. No tecido conjuntivo adjacente à barreira epitelial, estão presentes infiltrados de células inflamatórias que representam a defesa do hospedeiro contra o desafio bacteriano. Em condições saudáveis da mucosa peri-implantar, o epitélio de barreira e a presença de células inflamatórias dispersas constituem o selo de tecido mole que separa a inserção peri-implantar da cavidade oral. A mucosite peri-implantar desenvolve-se a partir da mucosa peri-implantar saudável após a acumulação de biofilmes bacterianos à volta dos implantes dentários osseointegrados. Uma relação causa-efeito entre a acumulação experimental de biofilmes bacterianos em torno de implantes dentários de titânio e o desenvolvimento de uma resposta inflamatória.[13]

Quando são identificados sinais de inflamação à volta da cabeça do implante, a terapia mecânica (com ou sem a utilização adjuvante de lavagens anti-sépticas) é normalmente o tratamento inicial de eleição. No entanto, em dois estudos, a irrigação profissional dos sulcos com clorhexidina, bem como a administração profissional de antimicrobianos administrados localmente como adjuvante da terapia mecânica, não demonstrou qualquer vantagem em relação à terapia mecânica isolada no tratamento da mucosite peri-implantar.[14]

As melhorias de diagnóstico em implantologia incluem a introdução da tecnologia de tomografia computorizada. O clínico obteve subitamente a capacidade de examinar a anatomia da mandíbula com mais pormenor. A identificação de foraminas linguais, um forame mental duplo, um corte inferior na área canino-premolar da mandíbula, uma extensão do canal alveolar para a linha média, patologia sinusal, um canal naso-palatino alargado, uma artéria por baixo do canino maxilar ou na parede lateral do seio, etc., dificultou o planeamento do tratamento, mas também reduziu o risco de perturbação neurovascular e/ou hemorragia grave. Uma análise tridimensional do osso maxilar e dos tecidos moles circundantes tornou possível a cirurgia guiada.[14]

Como em todas as doenças, a prevenção é a melhor forma de tratamento, e a peri-implantite não é exceção. Uma revisão sistemática efectuada por Heitz-Mayfield[10] identificou fortes evidências na literatura de que uma má higiene oral, um historial de periodontite e o consumo de cigarros são indicadores de peri- implantite. Tendo isto em conta, é aconselhável que, após a colocação do implante, os doentes sejam acompanhados de perto com consultas regulares. As medidas de higiene oral devem ser monitorizadas regularmente, especialmente em pacientes susceptíveis a doenças periodontais/peri-implantares e em fumadores. Se for detectada mucosite peri-implantar, mesmo nestas condições controladas, é necessário examinar atentamente o desenho da prótese e a acessibilidade às medidas de higiene oral. Se for considerado adequado, a supraestrutura deve ser ajustada e a área infetada deve ser tratada para evitar o agravamento da doença.[10]

Se a peri-implantite já estiver estabelecida, as estratégias e recomendações propostas para o seu tratamento podem ainda ser reconhecidas como empíricas. A partir das evidências existentes, parece que a terapia não cirúrgica não é eficaz, pelo menos em casos avançados. Poderão ser necessárias técnicas cirúrgicas que nos proporcionem um acesso adequado para desgranular eficazmente os tecidos inflamados, bem como para descontaminar e, se indicado, modificar a superfície do implante. Antes da utilização de técnicas cirúrgicas, deve ser efectuada uma terapia não cirúrgica e o reforço da higiene oral. As consultas de acompanhamento regulares e o controlo rigoroso dos locais tratados são, naturalmente, importantes para evitar recidivas.[14]

Com evidências histológicas limitadas em humanos, é difícil fazer quaisquer sugestões relativamente à eficiência dos procedimentos regenerativos e ao potencial de reosseointegração de uma superfície previamente contaminada. Podemos especular que a anatomia do defeito ósseo e a sua configuração podem ser os factores mais importantes para um resultado previsível após o tratamento regenerativo.[14]

Em geral, parece que, ao contrário das periodontopatias, as lesões peri-implantares não respondem de forma previsível aos tratamentos não cirúrgicos ou cirúrgicos. Parece que a progressão das lesões de peri-implantite é mais comparável à observada para as lesões de furca profunda do que para outras lesões periodontais, o que pode ser causado por dificuldades de acessibilidade em ambas as situações.[14] Os actuais avanços na implantologia são negativamente afectados por uma alta prevalência inesperada de peri-implantite. Como não existe atualmente nenhum tratamento bem definido para travar a peri-implantite ou para regenerar o osso perdido devido à infeção, a prevenção da peri-implantite torna-se ainda mais importante.

Esta dissertação da biblioteca tem como objetivo compreender o início e a progressão da doença periimplantite.

3 HISTÓRIA

A história dos implantes dentários remonta a séculos atrás e as pessoas têm tentado substituir os dentes em falta de diferentes formas para recuperar a função mastigatória plena e confortável e a estética facial. Antes da era da osseointegração, existiam vários modelos de implantes dentários e estruturas utilizadas para suportar dentaduras e próteses parciais com diferentes taxas de sucesso. Os vários materiais utilizados nos implantes são a porcelana, o crómio cobalto, a platina irídio, mas a descoberta do titânio mudou o curso da história dos implantes[15].

Branemark (1969) cunhou o termo integração óssea e trabalhou na circulação da cicatrização da medula óssea, o que influenciou grandemente os conceitos de implantes. Depois disso, surgiram materiais como o titânio e foram utilizados inúmeros materiais biocompatíveis com o corpo humano. Nas últimas décadas, foram introduzidos implantes dentários previsíveis que revolucionaram a medicina dentária. Atualmente, após milhares de anos de tentativas, temos implantes dentários que, em algumas circunstâncias (por exemplo, indivíduos com fluxo salivar limitado que são especialmente propensos a cáries), podem ser utilizados como uma melhoria em relação aos dentes naturais. No cenário atual, existem diferentes sistemas de implantes dentários disponíveis comercialmente em todo o mundo para a restauração de arcadas parcial ou totalmente edêntulas[16].

Ano	**Estudos**
3000 a.C. (Era Antiga)	A história do implante dentário remonta a 3000 a.C., ao período em que a civilização do Antigo Egito prosperou.[16]
4000 A.C.	Os chineses esculpiram varas de bambu em forma de cavilhas e cravaram-nas no osso para substituir dentes fixos[16].
2000 A.C.	Os egípcios utilizavam metais preciosos com um desenho de cavilha semelhante. Foi encontrado na Europa um crânio com um dente de metal ferroso inserido num crânio com um desenho de cavilha dentária que datava do tempo de Cristo.[16]
600AD	Os incas da América Central, por volta de 600 d.C., pegavam em pedaços de conchas marinhas e, à semelhança dos antigos chineses, introduziam-nos no osso para substituir os dentes em falta.[16]
1809	Maggiolo introduziu a história mais recente da implantologia dentária com a utilização de ouro na forma de uma raiz de dente.[16]
1887	Harris relatou a utilização de dentes feitos de porcelana nos quais foram colocados postes de platina revestidos de chumbo[16].
1909	O primeiro desenho de forma de raiz que diferia significativamente da forma de uma raiz de dente foi o desenho de Greenfield em

	gaiola treliçada, feito de iridoplatina.[18] Este foi também o primeiro implante de duas peças, que separava o pilar do corpo do implante endosteal na colocação inicial. A cirurgia foi concebida para utilizar uma broca de trefina calibrada para manter um núcleo interno de osso dentro do corpo do implante. A coroa do implante foi ligada ao corpo do implante com uma fixação interna anti-rotativa após várias semanas. Os relatórios indicam que este implante teve um mínimo de sucesso.[16]
1940 (por Bothe e colaboradores)	Foram testados muitos materiais e, no início do século XX, Lambotte fabricou implantes de alumínio, prata, latão, cobre vermelho, magnésio, ouro e aço macio revestido a ouro e níquel.[15] Identificou a corrosão de vários destes metais nos tecidos do corpo relacionada com a ação electrolítica.
1938 (por Strock)	A liga cirúrgica de cobalto-crómio-molibdénio foi introduzida na implantologia oral (Boston, MA) quando substituiu um único dente incisivo superior esquerdo 12 por um implante de uma só peça em forma de raiz que durou mais de 15 anos.[16]
1984	O design do implante de gaiola treliçada Greenfield foi reintroduzido pela Straumann na Europa e mais tarde pela Core-Vent nos Estados Unidos[16].
1946	Uma interface direta osso-implante para titânio foi inicialmente chamada de fusão óssea e foi relatada pela primeira vez[17] , Strock desenhou o primeiro implante de parafuso de titânio, de duas peças, que foi inicialmente inserido sem o pilar permucoso. O pilar e a coroa individual foram adicionados após a cicatrização completa.[20] A interface de implante desejada descrita por Strock era uma conexão direta osso-implante, que foi chamada de anquilose.
1952(Branemark)	iniciou estudos experimentais exaustivos sobre a circulação microscópica da cicatrização da medula óssea.[17]
1960	Estudos anteriores levaram a uma aplicação de implantes dentários no início da década de 1960, na qual foi estabelecida uma integração de implantes de 10 anos em cães sem reacções

	adversas significativas aos tecidos duros ou moles.[17]
1965(Branemark)	Os estudos clínicos de implantes em humanos com a filosofia Branemark começaram, foram seguidos durante 10 anos e foram relatados em 1977.[17]
1969(Branemark)	Cunhou o termo integração óssea e trabalhou na circulação da cicatrização da medula óssea, o que influenciou grandemente os conceitos do implante .[16]
1977 (Branemark)	O termo osseointegração (em vez de fusão óssea ou anquilose) foi definido por Branemark como um contacto direto de osso vivo com a superfície de um implante ao nível de ampliação do microscópio de luz.[17]
1981	O Professor Branemark publicou um artigo com todos os dados que tinha reunido sobre implantes de titânio. Seguiu o seu grupo original de pacientes com implantes dentários durante 20 anos.
1982	A Toronto Conferência sobre Osseointegration in Clinical Dentistry criou as primeiras diretrizes para o que seria considerado uma implantologia dentária bem sucedida.
1986	O primeiro implante submerso colocado por Strock[18].
1988	David Scharf colocou o seu primeiro implante dentário. Os dentistas generalistas estão a ser inundados com cursos de fim de semana que os incentivam a começar a colocar implantes dentários e a aprender com os seus pacientes.
1993	O Dr. David Scharf publica dados no Journal of Oral and Maxillofacial Implants que demonstram que os implantes podem ter a mesma
	A taxa de sucesso é tão elevada quando são colocados num consultório dentário em condições assépticas como quando são colocados num bloco operatório.
2002	Um inquérito da ADA revelou uma ampla aceitação dos implantes dentários como o método preferido de substituição de dentes.
2004 (Genget al.)	Descreveu quatro configurações de rosca comuns: rosca em V, rosca fina, contraforte

	invertido e rosca quadrada.
2013 (Mehraliet)	Os implantes de osso poroso apresentam uma adaptação biológica significativa e são designados por materiais funcionalmente graduados (FGMs). Estes materiais estão a ganhar uma atenção significativa nas aplicações de implantes dentários. Nas últimas tendências, a análise de elementos finos, o desenho assistido por computador e a tecnologia de fabrico assistido por computador são utilizados no fabrico de implantes.

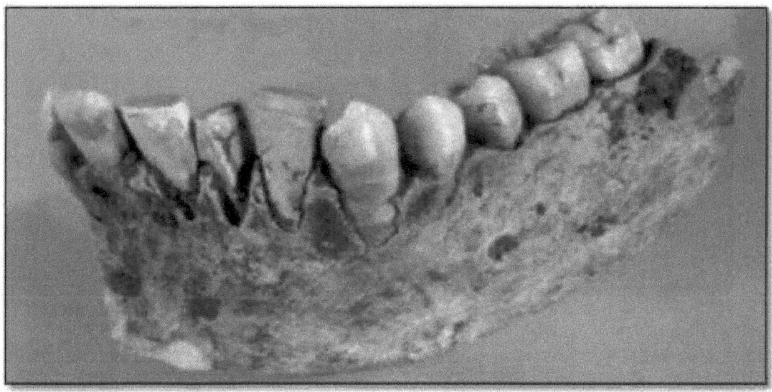

Fig 2.1 Datada de 600 d.C., esta mandíbula foi encontrada na América Central. Os Incas implantaram três incisivos esculpidos e implantados feitos de conchas marinhas esculpidas. A formação de cálculos nestes três implantes indica que não se tratou de uma cerimónia de enterro, mas sim de uma substituição dentária fixa, funcional e estética.

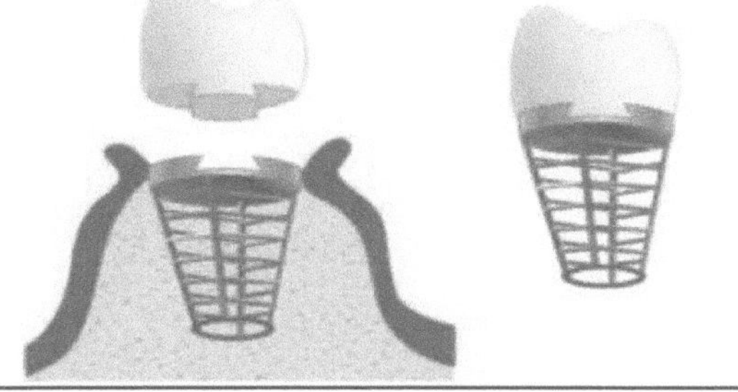

Fig 2.2 Greenfield (Kansas City, KS) desenvolveu uma inserção de implante em duas fases. Este foi também o primeiro desenho de pilar anti-rotativo.

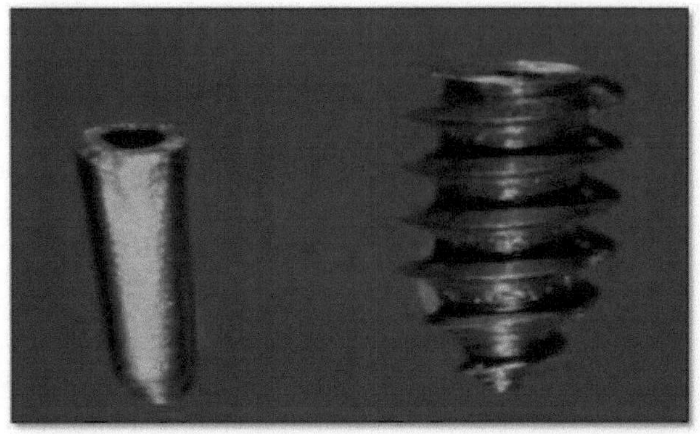

Fig 2.3 Al Strock (Boston, MA) inventou um cilindro de duas peças e um implante de duas peças do tipo parafuso (1938).

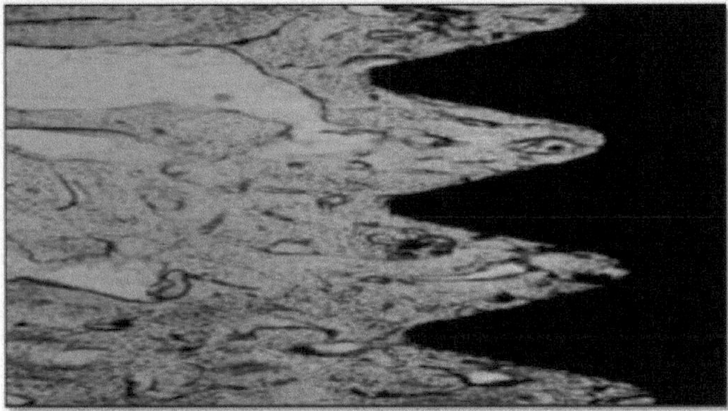

Fig.2.4 A osteointegração, tal como cunhada por Branemark, descreve uma interface direta osso-implante sob o poder de um microscópio de luz.

4 REVISÃO DA LITERATURA

1. **T von Arx 1 , B Kurt, N Hardt (1997)**[19] efectuou um relato de caso de um paciente de 31 anos com espaços edêntulos bilaterais na mandíbula. Foram instalados 2 implantes de parafuso de corpo inteiro ITI com um diâmetro de 4,1 mm e um comprimento de 12 mm nas regiões dos molares mandibulares bilateralmente. No lado direito, observou-se uma osteointegração do implante sem intercorrências, mas no lado esquerdo o paciente apresentou um inchaço doloroso e edematoso da mucosa bucal no local do implante após 3 semanas. O implante estava imóvel e não era sensível à percussão. Radiograficamente, suspeitou-se de peri-implantite triangular com sequestro marginal no aspeto mesial. 3 meses após o tratamento, o local do implante foi reaberto para desbridamento cirúrgico e aumento. No tratamento cirúrgico foi refletido um retalho de espessura total e foi colocado enxerto ósseo autógeno no defeito ósseo peri-implantar. Os autores concluíram que o enxerto ósseo autógeno tem um elevado potencial de revascularização, fusão e formação de novo osso no tratamento da peri-implantite.

2. **Leif G. Persson, Tord Berglundh, Jan Lindhe (2001)**[20] apresentaram um estudo experimental no cão, no qual foram utilizados quatro cães beagle com cerca de um ano de idade. Todos os pré-molares mandibulares 1st, 2nd, 3rd e 4th foram extraídos. Após 12 meses de cicatrização, a instalação do implante foi efectuada num procedimento de uma fase. Foram colocados três implantes ITIA com um comprimento de 8 mm e um diâmetro de 3,3 mm, em cada lado da mandíbula. No lado esquerdo, foram utilizados implantes com uma superfície torneada, enquanto no lado direito foram instalados implantes com uma superfície SLA (Sandblasted Large grit Acidetched) (locais SLA). 5 semanas após a remoção da ligadura, foi iniciado o tratamento. Cada animal recebeu comprimidos de amoxicilina e metronidazol de concentração 250 mg, 2 comprimidos por dia, por um período de 17 dias. Três dias após o início do esquema antibiótico, novas radiografias foram obtidas e um sítio de implante (sítio experimental), em cada quadrante, foi exposto à terapia local. Duas semanas após a terapia local, as suturas foram removidas e foi injetado um fluorocromo por via intravenosa. A administração do fluorocromo foi repetida após 24 horas. Um mês após a terapia local, todos os implantes tinham penetrado na mucosa e o programa de controlo da placa bacteriana, que consistia na limpeza dos dentes e dos implantes, 2 vezes por semana, foi retomado, tendo sido feito um acompanhamento de 6 meses. O autor observou na presente experiência que uma combinação de terapia antimicrobiana sistémica e local é eficaz na resolução da lesão de periimplantite em dispositivos de titânio com uma topografia de superfície torneada. Prevê-se que a superfície SLA possa proporcionar uma melhor estabilidade, em comparação com a superfície torneada, para o coágulo que se forma na região do defeito após a cirurgia, o que, por sua vez, pode promover a cicatrização e facilitar a maturação de um tecido conjuntivo provisório e, finalmente, a deposição de osso.

3. **Andre Buchter, Ulrich Meyer, Birgit Kruse-Losler, Ulrich Joos, Johannes Kleinheinz (2004)**21 apresentaram um ensaio aleatório controlado, no qual estavam envolvidos um total de pacientes com idades compreendidas entre os 25 e os 78 anos, que apresentavam um total de 48 defeitos peri-implantares em implantes dentários ITI após um tempo médio de carga de 5,2 anos. Todos os pacientes tinham evidência radiográfica de defeitos ósseos que excediam 50% do comprimento do implante, e todos tinham próteses parciais removíveis ou fixas e foram tratados para doença periodontal. O autor comparou os resultados clínicos do desbridamento local subgengival (grupo de controlo) com o

desbridamento local. Os pacientes foram distribuídos por um dos dois grupos de tratamento, sendo a aleatorização efectuada a partir de uma tabela gerada por computador. Após a remoção da restauração protética, os pilares foram esterilizados. Todos os locais com profundidades de sondagem superiores a 5 mm foram tratados e os defeitos periimplantares foram irrigados repetidamente com solução de digluconato de clorexidina a 0,2%. No grupo experimental, a aplicação tópica de doxiciclina foi adicionada ao desbridamento mecânico. Uma cânula romba de calibre 23 foi ligada à seringa de distribuição e o atridox foi injetado na bolsa periodontal . Ambos os grupos de tratamento mostraram uma redução significativa nas profundidades de sondagem da bolsa e também uma redução na hemorragia à sondagem desde o início até à semana. Os autores concluíram que a aplicação de atridox proporcionou benefícios significativos em relação ao desbridamento mecânico em termos de profundidade de sondagem da bolsa e níveis de ligação à sondagem no tratamento da periimplantite.

4. **Stefan Renvert, Jan Lessem, Gunnar Dahlen, Christel Lindahl e Marie Svensson (2006)**[22] realizaram um ensaio clínico aleatório e incluíram um total de 32 pacientes com uma profundidade de sondagem de cerca de 4 mm, combinada com hemorragia ou exsudado à sondagem e presença de bactérias patogénicas putativas. Os indivíduos receberam instruções de higiene oral e tratamento mecânico das áreas infectadas adjacentes aos implantes. Os pacientes foram então aleatoriamente selecionados para receber tratamento antimicrobiano subgengival adjuvante utilizando gel de clorexidina ou microesferas de minociclina. 16 pacientes no grupo da minociclina e 14 no grupo da clorexidina completaram o estudo. Foram efectuados exames de seguimento após 10 dias, 1, 2, 3, 6, 9 e 12 meses. E um seguimento de 12 meses dos resultados clínicos e microbiológicos após a aplicação de microesferas de minociclina como adjuvante do tratamento mecânico de infecções peri-implantares incipientes foi comparado com um tratamento adjuvante utilizando a aplicação de gel de clorexidina a 1%. A utilização adjuvante de microesferas de minociclina resultou em melhorias das profundidades de sondagem e das pontuações de hemorragia, enquanto a utilização adjuvante de clorexidina apenas resultou numa redução limitada das pontuações de hemorragia. Para os locais mais profundos dos implantes tratados no grupo da minociclina, a profundidade média de sondagem foi reduzida. Os autores não conseguiram mostrar qualquer diferença significativa nos níveis de espécies ou grupos bacterianos em qualquer altura entre os dois agentes antimicrobianos testados. Concluiu-se que a utilização de um antibiótico local como adjuvante do tratamento mecânico de lesões incipientes de peri-implantite demonstrou melhorias na profundidade de sondagem que foram mantidas ao longo de 12 meses.

5. **Khurram Ataullah, Loh Fun Chee, Lim Lum Peng, Henry Ho Kim Lung (2006)**[23] efectuaram um estudo de caso clínico sobre o tratamento da peri-implantite retrógrada. No presente caso, o paciente tinha um historial de tratamento endodôntico falhado no local onde se desenvolveu a periimplantite. O dente foi extraído e o alvéolo foi desbridado e enxertado. A colocação do implante só ocorreu após 6 meses de cicatrização do enxerto e o aparecimento radiográfico da periimplantite retrógrada só foi evidente após mais 2 meses. O suporte utilizado tinha 4 mm de diâmetro e 13 mm de comprimento, e a preferência pelo suporte de 4 mm em vez de um suporte padrão de 3,75 mm baseou-se apenas no pressuposto de que uma plataforma de implante mais larga melhoraria o perfil de emergência. A etiologia desta condição não é muito clara, mas parece menos provável que a lesão se desenvolva apenas como resultado de uma infeção bacteriana residual no local de colocação do implante. Na opinião dos autores, a geração de calor durante a preparação do local de implantação e a colocação de implantes auto-roscantes, causando uma pressão excessiva sobre o osso residual,

pode resultar em necrose óssea. Este local pode subsequentemente ser infetado pelas bactérias residuais presentes no osso. Salienta-se a necessidade de um desbridamento cuidadoso da superfície do implante sob visão e acesso cirúrgicos e a descontaminação com clorexidina e soro fisiológico.

6. **S Corbella, M Del, Fabbro S, Taschieri F, De Siena, L Francetti (20 1 0)**[24] realizaram este estudo prospetivo para avaliar os resultados de um protocolo de manutenção de implantes para implantes que suportam uma reabilitação de arcada completa. 61 pacientes (28 mulheres e 33 homens) tratados com reabilitação de arcada completa com carga imediata, tanto mandibular como maxilar, suportada por uma combinação de dois implantes inclinados e dois axiais, foram incluídos no estudo. Os pacientes foram agendados para visitas de acompanhamento de 6 em 6 meses até 2 anos, e depois anualmente até 4 anos. A presença de inflamação nos tecidos peri-implantares também foi avaliada. A frequência dos índices de placa e de hemorragia diminuiu ao longo do tempo. A profundidade de sondagem manteve-se estável. Apenas três implantes foram perdidos devido a periimplantite, enquanto a incidência de mucosite peri-implantar foi inferior a 10% em cada período considerado. A adoção de um protocolo de higiene sistemático é eficaz para manter baixa a incidência de mucosite peri-implantar, bem como para controlar a acumulação de placa bacteriana e a perda de inserção clínica.

7. **Marco Aglietta, Vincenzo Iorio Siciliano, Giulio Rasperini, Carlo Cafiero, Niklaus P Lang, Giovanni E Salvi (2011)**[25] realizaram um estudo para comparar as taxas de perda óssea marginal a 10 anos em torno de implantes que suportam coroas unitárias em fumadores de tabaco com e sem história de periodontite tratada. Neste estudo retrospetivo controlado, 40 fumadores de tabaco foram divididos em quatro grupos de 10 pacientes cada. Foram estabelecidos dois grupos de pacientes periodontalmente comprometidos (PC) e dois grupos de pacientes periodontalmente saudáveis (PH). Os pacientes com PC tinham sido tratados para as suas condições periodontais antes da colocação do implante. Todos os pacientes foram inscritos num programa de manutenção regular e individualizado. Para a reabilitação de pacientes com PC e PH, foram utilizados dois tipos diferentes de implantes (Nobel Biocare AB; Straumann Dental Implant System). A taxa de perda óssea radiográfica foi calculada subtraindo os níveis ósseos no momento da entrega da coroa dos níveis ósseos no seguimento de 10 anos. A média de idade, a pontuação média de placa bacteriana na boca inteira e a pontuação de sangramento na boca inteira e a localização do implante foram semelhantes nos quatro grupos. As taxas de sobrevivência dos implantes variaram entre 70% e 100%, sem diferenças estatisticamente significativas entre os quatro grupos. Os implantes colocados em pacientes com PC apresentaram taxas de perda óssea marginal estatisticamente mais elevadas em comparação com os implantes colocados em pacientes com PH, independentemente do sistema de implantes utilizado. Assim, após 10 anos, os implantes colocados em fumadores com história de periodontite tratada e inscritos num programa de terapia de suporte apresentaram taxas de sobrevivência mais baixas e taxas de perda óssea marginal mais elevadas em comparação com os implantes colocados em fumadores com PH.

8. **Lin Luo, Ping Xie, Ping Gong, Xiao-hai Tang, Yi Ding, Lu-Xia Deng (2011)**[26] apresentaram um estudo sobre a expressão de HMGB1 e HMGN2 nos tecidos gengivais, GCF e PICF de doentes com periodontite e peri-implantite. As proteínas cromossómicas do grupo de alta mobilidade B1 (HMGB1) e N2 (HMGN2), dois membros da família do grupo de alta mobilidade (HMG), desempenham um papel importante na inflamação. Assim, o objetivo deste estudo foi investigar a expressão de HMGB1 e HMGN2 na periodontite. A expressão

dos mrna HMGB1 e HMGN2 nos tecidos gengivais e no fluido crevicular gengival (GCF) em doentes com periodontite crónica (CP), periodontite agressiva generalizada (G-agp) e indivíduos saudáveis foi detectada por PCR em tempo real. O nível proteico de HMGB1 e HMGN2 no fluido crevicular peri-implantar (PICF), no fluido crevicular peri-implantar de peri-implantite (PI-PICF) e em pacientes normais foi determinado por Western blotting. Além disso, os níveis de IL-1ß, IL-6, IL-8, TNF-a e HMGB1 em amostras de GCF, PIPICF e PICF saudável de diferentes grupos foram determinados por ELISA. A expressão de HMGN2 estava aumentada nos tecidos gengivais inflamados e no FGC dos grupos PC e G-apg em comparação com o grupo de controlo. A expressão de HMGB1 foi a mais elevada nos tecidos gengivais e no FGC dos doentes com PC e foi acompanhada por concentrações aumentadas de citocinas pró-inflamatórias IL-1ß, IL-6, IL-8. Como este é o primeiro estudo que relata que a expressão de HMGB1 e HMGN2 foi aumentada nos tecidos gengivais e GCF em CP e G-agp e o PICF em PICF. A conclusão foi feita com dados que sugerem que a HMGB1 pode ser um potencial alvo para a terapia da periodontite e da LP.

9. **Albouy J-P, Abrahamsson I, Persson LG, Berglundh T (2011)**[27] analisaram o efeito do tratamento cirúrgico da peri-implantite sem antibióticos sistémicos em diferentes tipos de implantes. Quatro implantes representando quatro sistemas de implantes diferentes, turned (Biomet 3i), tioblast (Astra Tech AB), SLA (Straumann AG) e tiunite (Nobel Biocare AB) foram colocados no lado esquerdo da mandíbula em seis cães, 3 meses após a extração do dente. A periimplantite experimental foi iniciada pela colocação de ligaduras e formação de placa bacteriana. As ligaduras foram removidas quando cerca de 40-50% do osso de suporte foi perdido. Quatro semanas mais tarde, foi efectuada uma terapia cirúrgica incluindo a limpeza mecânica das superfícies dos implantes. Não foram utilizados antibióticos sistémicos ou terapia antimicrobiana química local. Após 5 meses, foram obtidas biópsias em bloco e preparadas para análise histológica. Dois dos implantes de tiunite foram perdidos após a terapia cirúrgica. Verificou-se um ganho ósseo radiográfico nos implantes com superfícies torneadas, tioblast e SLA, enquanto nos implantes de tiunite se verificou uma perda óssea adicional após o tratamento. A resolução da peri-implantite foi alcançada nos tecidos que circundam os implantes com superfícies torneadas e tioblastos. Por conseguinte, é possível a resolução da peri-implantite após o tratamento sem terapia antimicrobiana sistémica ou local, mas o resultado do tratamento é influenciado pelas caraterísticas da superfície do implante.

10. **Narja Sahm, Jurgen Becker, Thore Santel e Frank Schwarz (2011)**[28] efectuaram um estudo clínico controlado e aleatório. Os autores incluíram um total de trinta pacientes, cada um dos quais apresentava pelo menos um implante com peri-implantite inicial a moderada, foram inscritos num programa de higiene oral (OHI) e instrumentados aleatoriamente utilizando AAD (pó de aminoácido glicina) ou desbridamento mecânico (MDA) utilizando curetas de carbono e terapia anti-séptica com digluconato de clorexidina. Os parâmetros clínicos foram medidos no início, 3 e 6 meses após o tratamento. Aos 6 meses, o grupo AAD revelou alterações significativamente mais elevadas nas pontuações médias de BOP quando comparado com os locais tratados com MDA. Ambos os grupos apresentaram reduções comparáveis de DP e ganhos de CAL. Os autores concluíram que ambos os procedimentos de tratamento resultaram em ganhos de CAL comparáveis, mas limitados, aos 6 meses, e que o OHI e o AAD foram associados a reduções de BOP significativamente mais elevadas do que o programa de higiene oral com desbridamento mecânico.

11. **Lisa J. A. Heitz-Mayfield, Giovanni E. Salvi, Daniele Botticelli, Andrea Mombelli, Malcolm Faddy, Niklaus P. Lang (2011)**[29] realizaram o presente estudo para comparar a

eficácia de dois protocolos anti-infecciosos para o tratamento da mucosite peri-implantar. Vinte e nove pacientes com um implante diagnosticado com mucosite peri-implantar foram distribuídos aleatoriamente por um grupo de controlo ou de teste. Todos os pacientes receberam desbridamento mecânico não cirúrgico nos locais dos implantes e foram instruídos a escovar à volta do implante duas vezes por dia utilizando um gel fornecido durante um período de 4 semanas. O grupo de teste de 15 doentes recebeu um gel de clorexidina (0,5%) e o grupo de controlo de 14 doentes recebeu um gel placebo. O estudo foi efectuado em dupla ocultação. Após 4 semanas, os pacientes foram instruídos a interromper a utilização do gel e a continuar com a higiene oral de rotina nos locais dos implantes. Os parâmetros de base foram repetidos ao fim de 1 e 3 meses. Ao fim de 1 mês, registou-se uma redução estatisticamente significativa no número médio de locais com hemorragia à sondagem (BOP) e nas medições médias da profundidade de sondagem nos implantes em ambos os grupos. Também se registaram algumas alterações estatisticamente significativas nestes parâmetros de 1 a 3 meses. No entanto, não se verificaram diferenças estatisticamente significativas entre os grupos de teste e de controlo. Um mês após o tratamento, 76%
dos implantes registaram uma redução da BOP. A resolução completa da BOP aos 3 meses foi alcançada em 38% dos implantes tratados. A presença de uma margem de restauração submucosa resultou em reduções significativamente menores na profundidade de sondagem após o tratamento. Concluiu-se que o desbridamento não cirúrgico e a higiene oral foram eficazes na redução da mucosite peri-implantar, mas nem sempre resultaram na resolução completa da inflamação. A aplicação adjunta de gel de clorexidina não melhorou os resultados em comparação com a limpeza mecânica isolada. Os implantes com margens de restauração supramucosas apresentaram uma maior melhoria terapêutica em comparação com os implantes com margens de restauração submucosas.

12. <u>Frank Schwarz, Narja Sahm, Gerhard Iglhaut e Jurgen Becker (2011)</u>[30] investigaram o impacto de dois métodos de desbridamento de superfícies nos resultados clínicos do tratamento cirúrgico combinado da peri-implantite. Um total de trinta e dois pacientes que sofriam de peri-implantite avançada foram tratados com cirurgia de retalho, remoção de tecido de granulação e implantoplastia em partes de implantes expostas bucalmente e supracrestalmente. Os aspectos intra-ósseos foram aleatoriamente afectados à superfície, utilizando um dispositivo de laser erbium yag (ERL) ou curetas de plástico com algodão e solução salina estéril (CPS). Em ambos os grupos, o componente intraósseo foi aumentado com um mineral ósseo natural e coberto com uma membrana de colagénio. Os parâmetros clínicos e radiográficos foram registados na linha de base e após 6 meses de cicatrização não submersa. Aos 6 meses, os locais tratados com ERL não revelaram maiores reduções nos valores médios de sangramento à sondagem e CAL (nível de inserção clínica) quando comparados com o grupo CPS. Ambos os grupos apresentaram um preenchimento ósseo radiográfico comparável no componente do defeito intraósseo. Assim, o estudo não conseguiu demonstrar um impacto significativo do método de desbridamento ou descontaminação da superfície (DD) no resultado clínico após a terapia cirúrgica combinada de lesões de periimplantite avançada.

13. <u>Stefan Renvert, Christel Lindahl, Ann-Marie, Roos Jansaker e G. Rutger Persson (2011)</u>[31] realizaram um ensaio clínico aleatório no qual um total de 21 indivíduos em cada grupo foi aleatoriamente atribuído a uma intervenção única com um dispositivo abrasivo a ar. Foram obtidas radiografias intra-orais padronizadas dos locais de interesse no início do estudo e aos 6 meses. Foram utilizados suportes de Eggen para efeitos de padronização. As radiografias foram analisadas por um dos investigadores do estudo. Para avaliar as imagens digitais, foi utilizado o programa de software imagej. Para cada imagem, a distância entre três roscas com uma distância de rosca conhecida foi utilizada para calibração da imagem para compensar a distorção da imagem. Assim, a distância entre um ponto de referência conhecido no implante até o ponto mais profundo da lesão óssea foi definida em valores de mm. Antes dos tratamentos, as supra-estruturas foram removidas e foram efectuadas as medições de base. Após o tratamento, as supra-estruturas foram novamente montadas. Os implantes do grupo do abrasivo de ar foram tratados utilizando o dispositivo PERIO-flows. O bocal foi colocado na bolsa e mesialmente, lingualmente, distalmente e bucalmente, e utilizado durante aproximadamente 15s em cada posição e circunferencialmente na bolsa à volta do implante. Os implantes do grupo do laser foram tratados com um laser Er:YAG. A ponta do instrumento foi utilizada num modo paralelo, utilizando um movimento semicircular à volta da área da bolsa circunferencial do implante. Todos os indivíduos completaram o estudo e nenhum implante foi perdido. Em conclusão, os resultados da terapia de indivíduos com peri-implantite após 6 meses são semelhantes entre os tratamentos com um laser Er:YAG ou com o airabrasivo. PERIO-flows para o desbridamento de implantes diagnosticados com peri-implantite grave. Ambos os métodos resultaram numa redução da PPD, da frequência de supuração e de hemorragia em implantes com um diagnóstico de peri-implantite.

14. **Dorothee Schar, Christoph A. Ramseier, Sigrun Eick, Nicole, B. Arweiler, Anton Sculean, Giovanni E. Salvi (2012)**[32] compararam os efeitos clínicos adjuvantes no tratamento não cirúrgico da periimplantite com a administração local de fármacos (LDD) ou a terapia fotodinâmica (PDT). 40 indivíduos com peri-implantite inicial, ou seja, profundidades de sondagem em bolsa (PPD) de 4-6 mm com hemorragia concomitante à sondagem (BOP) e perda óssea marginal entre 0,5 e 2 mm entre a entrega da reconstrução e a consulta de pré-triagem, foram distribuídos aleatoriamente por dois grupos de tratamento. Todos os implantes foram submetidos a um desbridamento mecânico com curetas de titânio, seguido de um polimento a ar com pó à base de glicina. Os implantes do grupo de teste receberam PDT adjuvante, ao passo que as microesferas de minociclina foram aplicadas localmente nas bolsas periimplantares dos implantes de controlo. Nos locais com hemorragia residual à sondagem, o tratamento foi repetido após 3 e 6 meses e a variável de resultado primário foi a alteração no número desses locais. As variáveis de resultado secundárias foram as alterações na profundidade de sondagem da bolsa, no nível de fixação clínica (CAL) e na recessão da mucosa (REC). Após 3 meses, os implantes de ambos os grupos produziram uma redução estatisticamente significativa no número de hemorragias em locais positivos à sondagem, em comparação com a linha de base. Após 6 meses, obteve-se uma resolução completa da inflamação da mucosa em 15% dos implantes do grupo de controlo e em 30% dos implantes do grupo de teste. Após 3 meses, as alterações no PPD, REC e Índice de placa modificado (MPLI) foram estatisticamente diferentes da linha de base. Não ocorreram alterações estatisticamente significativas entre os 3 e os 6 meses. Assim, em casos de peri-implantite inicial, o desbridamento mecânico não cirúrgico com utilização adjuvante de PDT é igualmente eficaz na redução da inflamação da mucosa, tal como a utilização adjuvante de microesferas de minociclina até 6 meses. A PDT adjuvante pode representar uma modalidade de tratamento alternativa no tratamento não cirúrgico da peri-implantite inicial. A resolução completa da inflamação, no entanto, não foi alcançada de forma rotineira com nenhuma das terapias adjuvantes.

15. **Za id H Baqain [1], Wael Yousef Moqbel, Faleh A Sawair (2012)**[33] realizaram este estudo prospetivo para estimar a incidência da perda precoce de implantes dentários e os potenciais factores de risco. Foram incluídos neste estudo pacientes listados para substituição de um único dente perdido ou mais, com implantes. Os pacientes com doença metabólica não controlada ou osteonecrose foram excluídos. Foram utilizados implantes roscados, grit-blasted e acid etched de dois fabricantes: Xive (Dentsply-Friadent, Mannheim, Alemanha) e ITI (Straumann, Waldenburg, Suíça). A anestesia local foi efectuada por infiltração local (lignocaína a 2% com adrenalina 1:100.000), após o que foi levantado um retalho mucoperiosteal. Co-amoxiclav 625 mg foi administrado por via oral 1 h antes da operação, e o tratamento continuou durante 5 dias no pós-operatório. Os doentes que eram alérgicos à penicilina receberam clindamicina 150 mg de 6 em 6 horas durante 5 dias. A todos os doentes foi prescrito enxaguamento com digluconato de clorexidina no pós-operatório, duas vezes por dia, durante 7 dias. Quando foi necessário osso para cobrir os fios expostos, foi utilizado osso esponjoso autógeno. Nos casos de aumento do rebordo horizontal ou vertical, foram colhidos blocos de osso corticoesponjoso, normalmente de locais intra-orais. Para o levantamento externo do pavimento do seio, foi utilizado osso aloplástico ou alogénico misturado com osso autógeno. A colocação de implantes foi adiada até que o osso se regenerasse satisfatoriamente. O levantamento interno do pavimento do seio foi efectuado em simultâneo com a colocação dos implantes, caso não fosse utilizado um enxerto ósseo. Os retalhos foram fechados com suturas de poliglactina 910 ou seda preta, alternando entre pacientes. A perda de um implante neste estudo foi atribuída a um tratamento de canal falhado no dente adjacente. Foram registadas taxas de insucesso mais elevadas quando os implantes foram inseridos junto a dentes vizinhos do que quando os implantes foram colocados num rebordo edêntulo. Os resultados também sugerem que a falta de gengiva queratinizada e a utilização de suturas de poliglactina podem ser fortes preditores do insucesso precoce dos implantes.

16. Katrin Swierkot, Peer Lottholz, Lavin Flores-de-Jacoby e Reiner Mengel (2012)34 realizaram um estudo prospetivo para avaliar a prevalência de mucosite, peri-implantite, sucesso do implante e sobrevivência em pacientes parcialmente edêntulos tratados para periodontite agressiva generalizada (PAG) e em indivíduos periodontalmente saudáveis. Participaram no estudo 35 pacientes tratados para gagp e 18 pacientes periodontalmente saudáveis reabilitados oralmente com implantes osseointegrados. Foram examinados pela primeira vez 2 a 4 semanas antes da extração dos dentes não retidos (linha de base) e 3 semanas após a inserção dos pilares finais. Foram efectuados exames adicionais durante um período de 3 meses, durante um período de 5 a 16 anos. Em cada sessão, foram registados os parâmetros clínicos. 1, 3, 5, 10 e 15 anos após a inserção da superestrutura, foi efectuado um exame microbiológico e radiográfico. Os resultados mostram taxas de sobrevivência de implantes de 100% em indivíduos periodontalmente saudáveis versus 96% em pacientes com gagp . A taxa de sucesso dos implantes foi de 33% nos pacientes com paneglicemia e de 50% nos indivíduos periodontalmente saudáveis. Nos doentes com pança seca, a mucosite esteve presente em 56% e a peri-implantite em 26% dos implantes. Nos indivíduos periodontalmente saudáveis, 40% dos implantes apresentaram mucosite e 10% periimplantite. Os doentes com Gagp tinham um risco cinco vezes maior de falha do implante, um risco três vezes maior de mucosite e um risco 14 vezes maior de peri-implantite. Estes resultados sugerem que os pacientes com panegolpe tratado são mais susceptíveis a mucosite e peri-implantite, com taxas de sobrevivência e sucesso de implantes mais baixas.

17. Hadar Hallstro, G. Rutger Persson, Susann Lindgren, Maria Olofsson e Stefan Renvert (2012)35 realizaram um ensaio controlado aleatório e compararam o tratamento não cirúrgico da mucosite peri-implantar com ou sem antibiótico sistémico. Incluíram um total de 48 indivíduos que receberam desbridamento não cirúrgico com ou sem azitromax sistémico (4 dias), e foram seguidos durante 6 meses. Após a administração de anestesia local (Xilocaína 2% com Adrenalina 20mg/ml com epinefrina 1:80.000) (Dentsply Sirona, York, N.Y. EUA), foi efectuado um desbridamento com retalho aberto com uma incisão no sulco e, se necessário, com uma incisão de libertação no local do implante. Após as incisões intra-sulculares, os retalhos muco-periostáticos foram levantados, os tecidos de granulação foram removidos e os implantes foram limpos com curetas esterilizadas e gaze de algodão embebida em soro fisiológico. Os retalhos muco-periostal foram suturados com fio Supramid 4-0. O grupo de teste também recebeu uma prescrição de Zithromax 250 mg x 2 no dia da cirurgia, e 250 mg x 1 por dia durante 4 dias adicionais. Os indivíduos do estudo em ambos os grupos receberam prescrição de enxaguamento duas vezes por dia com clorexidina e foram informados de que não deveriam usar uma escova de dentes na área tratada cirurgicamente até à remoção das suturas dez dias após a cirurgia.

Depois disso, foram instruídos a usar escovas de dentes super macias durante as quatro semanas seguintes. Durante o estudo, os indivíduos participantes receberam profilaxia profissional de três em três meses. Foi utilizado o método de hibridação DNA-DNA checkerboard para analisar o material microbiológico. Foram excluídos 5 indivíduos devido a medicação antibiótica durante o acompanhamento. No início do estudo, 1 e 3 meses, não foram encontradas diferenças entre os grupos. A análise estatística não conseguiu demonstrar diferenças nos valores da profundidade de sondagem (PPD) aos 6 meses. A hemorragia média do implante diminuiu entre a linha de base e o mês 6 no grupo de controlo. Ao longo do estudo, não foram encontradas diferenças nas contagens bacterianas entre os grupos de estudo. O presente estudo identificou que o tratamento cirúrgico utilizando apenas o desbridamento com retalho aberto um ano após a intervenção parecia ser igualmente eficaz do que o procedimento de desbridamento com retalho aberto combinado com a administração sistémica de antibióticos de largo espetro. A utilização da azitromicina como antibiótico de eleição no presente estudo é consistente com relatórios anteriores sobre a eficácia aditiva dos antibióticos no tratamento periodontal não cirúrgico.

18. Shariel Sayardoust, Kerstin Gröndahl, Eva Johansson, Peter Thomsen, Christer Slotte (2013)[36] realizaram um estudo de caso-controlo retrospetivo, clínico e radiográfico para comparar a sobrevivência do implante e a perda óssea marginal em implantes revolvidos e oxidados em fumadores e nunca fumadores susceptíveis à periodontite. Quarenta fumadores e 40 não fumadores com experiência de doença periodontal avançada, tratados com implantes há 5 anos, foram incluídos neste estudo. Os grupos foram emparelhados quanto ao sexo, higiene oral e distribuição dos implantes, e os pacientes foram subagrupados por tipo de superfície de implante (torneada ou oxidada). A taxa de sobrevivência global dos implantes foi de 96,9% nos nunca fumadores e de 89,6% nos fumadores. Em comparação com os implantes oxidados, os implantes torneados falharam mais frequentemente nos fumadores. Nos fumadores, a perda óssea marginal média aos 5 anos foi de 1,54 (0,21) mm nos implantes virados e de 1,16 (0,24) mm nos implantes oxidados. Nos não fumadores, foi encontrada uma perda óssea significativamente maior nos implantes oxidados, 1,26 (0,15) mm, do que nos implantes torneados, 0,84 (0,14) mm. Os implantes oxidados demonstraram uma perda óssea semelhante em ambos os grupos. Os implantes torneados perderam significativamente mais osso nos fumadores. Em comparação com os não fumadores, o rácio de probabilidade de insucesso dos implantes nos fumadores foi de 4,68, 6,40 para os implantes torneados e 0,00 para os implantes oxidados. Os resultados do estudo sublinham a necessidade de prevenção e de cessação do tabagismo. Os implantes torneados falharam mais frequentemente e perderam mais osso marginal nos fumadores. Em contrapartida, os implantes oxidados apresentaram taxas de insucesso e perda óssea semelhantes em fumadores e não fumadores. Os implantes torneados apresentaram menos perda óssea do que os implantes oxidados nos não fumadores. Os implantes de superfície oxidada são mais adequados para pacientes susceptíveis à periodontite que fumam.

19. De Waal YCM, Raghoebar GM, Huddleston Slater JJR, Meijer HJA, Winkel EG, Jan van Winkelhoff (2013)[37] estudaram um ensaio aleatório, duplamente cego e controlado por placebo para avaliar o efeito da descontaminação da superfície do implante com clorhexidina ou cloreto de cetilpiridínio em parâmetros microbiológicos e clínicos. No total, 30 pacientes com peri-implantite foram tratados com tratamento cirúrgico ressectivo, consistindo num retalho reposicionado apicalmente, recontorno ósseo e desbridamento e descontaminação da superfície. Os pacientes foram aleatoriamente selecionados para descontaminação com clorexidina a 0,12% e cetilpiridínio a 0,05% (grupo de teste) ou uma solução placebo. Os parâmetros microbiológicos foram registados durante a cirurgia. Os parâmetros clínicos e radiográficos foram registados antes do pré-tratamento (linha de base) e aos 3, 6 e 12 meses após o tratamento. Ambos os procedimentos de descontaminação resultaram em reduções significativas da carga bacteriana na superfície do implante, mas o grupo de teste apresentou uma redução significativamente maior do que o grupo placebo. A análise multinível não mostrou diferenças entre os dois grupos no efeito da intervenção na hemorragia, supuração, profundidade da bolsa de sondagem e perda óssea radiográfica ao longo do tempo. Concluiu-se que a descontaminação da superfície do implante com clorexidina a 0,12% e cetilpiridínio a 0,05% no tratamento cirúrgico ressectivo da periimplantite conduz a uma maior supressão imediata das bactérias anaeróbias na superfície do implante do que uma solução placebo, mas não conduz a resultados clínicos superiores, enquanto o efeito microbiológico a longo prazo permanece desconhecido.

20. Mario Bassetti, Dorothee Scha, Beat Wicki, Sigrun Eick, Christoph A., Ramseier Nicole, B. Arweiler, et al (2013)[38] descreveram o objetivo do estudo como sendo comparar os efeitos clínicos, microbiológicos e derivados do hospedeiro no tratamento não cirúrgico da peri-implantite inicial com administração local de medicamentos (LDD) ou terapia fotodinâmica (PDT) após 12 meses. 40 indivíduos com peri-implantite inicial, ou seja, profundidade de sondagem (PPD) de 4-6 mm com hemorragia à sondagem (bop) e perda óssea radiográfica < 2 mm, foram distribuídos aleatoriamente por dois grupos de tratamento. Todos os implantes foram desbridados mecanicamente com curetas de titânio e com um sistema de polimento a ar com pó à base de glicina. Os implantes do grupo de teste receberam PDT como adjuvante, enquanto que as microesferas de minociclina foram aplicadas localmente nas bolsas peri-implantares dos implantes de controlo. Nos locais com hemorragia residual à sondagem, o tratamento foi repetido após 3, 6, 9 e 12 meses. A variável de resultado primário foi a alteração no número de locais peri-implantares com hemorragia à sondagem. As variáveis de resultados secundários incluíram alterações no PPD, no nível de fixação clínica (CAL), na recessão da mucosa (REC) e nas contagens bacterianas e nos níveis de biomarcadores derivados do hospedeiro no fluido crevicular (CF). Após 12 meses, o número de locais com hemorragia à sondagem diminuiu de forma estatisticamente significativa em relação à linha de base em ambos os grupos. Foi observada uma diminuição estatisticamente significativa da PPD em relação à linha de base nos locais tratados com PDT até aos 9 meses e aos 12 meses nos locais tratados com LDD. As contagens de Porphyromonas gingivalis e Tannerella forsythia diminuíram de forma estatisticamente significativa desde o início até aos 6 meses no grupo PDT e até aos 12 meses no grupo LDD, respetivamente. Os níveis de IL-1b no fluido crevicular diminuíram de forma estatisticamente significativa desde o início até aos 12 meses em ambos os grupos. Não foram observadas diferenças estatisticamente significativas entre os grupos após 12 meses no que respeita aos parâmetros clínicos, microbiológicos e derivados do hospedeiro. Assim, concluiu-se que o desbridamento mecânico não cirúrgico com PDT adjuvante foi igualmente eficaz na redução da inflamação da mucosa do que a administração adjuvante de microesferas de minociclina até 12 meses. A PDT adjuvante pode representar uma abordagem alternativa à LDD no tratamento não cirúrgico da peri-implantite inicial.

21. **Giulio Rasperini, Vincenzo Iorio Siciliano, Carlo Cafiero, Giovanni E Salvi, Andrea Blasi, Marco Aglietta (2014)**[39] realizaram um estudo de série de casos comparativo de 10 anos para comparar as alterações radiográficas do osso crestal à volta dos dentes e implantes em pacientes periodontalmente comprometidos (pcps) e periodontalmente saudáveis (phps). Um total de 120 pacientes foram avaliados quanto às alterações radiográficas da crista óssea à volta dos implantes dentários e dos dentes adjacentes no momento da inserção da coroa do implante e no seguimento de 10 anos. Sessenta pacientes tinham uma história prévia de periodontite
(pcps), e os restantes 60 eram phps. Em cada categoria (PCP e PHP), foram utilizados dois sistemas de implantes diferentes. A alteração média da BL no implante e no dente adjacente na área interproximal foi calculada subtraindo a BL crestal radiográfica no momento da cimentação da coroa da BL crestal radiográfica no seguimento de 10 anos. Aos 10 anos após a terapia, a taxa de sobrevivência variou de 80% a 95% para os subgrupos de implantes, enquanto que para os dentes adjacentes foi de 100%. Em todas as oito categorias diferentes de pacientes avaliadas, os dentes demonstraram uma BL radiográfica significativamente mais estável em comparação com os dentes adjacentes
implantes. As alterações radiográficas da BL à volta dos dentes não pareceram ser influenciadas pela presença ou ausência de perda óssea avançada (>*3* mm) nos implantes adjacentes. Por conseguinte, os dentes naturais apresentaram melhores resultados a longo prazo no que respeita à taxa de sobrevivência e às alterações marginais da BL, em comparação com os implantes dentários. Para além disso, estes resultados também se estendem a dentes com um nível inicial de ligação periodontal reduzido, desde que seja efectuado um tratamento e manutenção periodontal adequados. Consequentemente, a decisão de extração dentária é atribuível a razões periodontais a favor de um implante dentário que deve ser cuidadosamente considerado em pacientes parcialmente desdentados.

22. **Christos A. Papadopoulos & Ioannis Vouros & Georgios Menexes & Antonis Konstantinidis (2014)**[40] comparou a eficácia do desbridamento de retalho aberto utilizado isoladamente, com uma abordagem que emprega a utilização adicional de um laser de díodo para o tratamento da peri-implantite. 19 pacientes foram divididos em dois grupos e tratados para peri-implantite. No grupo de controlo (grupo C), a terapia utilizou retalhos de acesso, curetas de plástico e gazes esterilizadas embebidas em soro fisiológico. O grupo de teste (grupo L) foi tratado de forma semelhante, mas com irradiação adicional utilizando um laser de díodo. Os parâmetros estudados foram a profundidade da bolsa (PD) como variável primária, o nível de inserção clínica (CAL), a hemorragia à sondagem (BOP) e o índice de placa (PI) como variáveis secundárias. As medições foram efectuadas em três momentos

diferentes, na linha de base (BSL), 3 meses e 6 meses após o tratamento. 3 meses após o tratamento, foi registada uma redução média da PD para o grupo de controlo e para o grupo do laser. As alterações correspondentes da BOP foram significativas e mantiveram-se nos mesmos níveis no exame aos 6 meses A CAL foi reduzida significativamente apenas no grupo de teste aos 3 meses, mantendo-se neste nível aos 6 meses. A PI registou uma redução significativa no grupo C aos 3 meses. Os dados relativos aos 6 meses não revelaram diferenças estatisticamente significativas em relação às medições dos 3 meses. O tratamento cirúrgico da peri-implantite através de retalhos de acesso conduz a uma melhoria de todos os parâmetros clínicos estudados, enquanto que a utilização adicional de laser de díodo não parece ter um efeito benéfico adicional. Assim, os autores concluíram que a utilização adicional de um laser de díodo no tratamento cirúrgico da peri-implantite oferece um benefício clínico limitado.

23. **Massimo Simion, Luca Gionso , Giovanni Battista Grossi, Francesco Briguglio , Filippo Fontana (2015)**[41] avaliaram retrospetivamente a taxa de sobrevivência de implantes maquinados em maxilas posteriores sinuslifted após 12 anos, com especial referência ao resultado radiográfico e à periimplantite. De 37 possíveis candidatos, foram avaliados 29 pacientes com 59 implantes. Os implantes foram colocados no maxilar posterior em combinação com um procedimento de elevação do seio maxilar (27 pacientes) ou 6 meses após a elevação do seio maxilar (2 pacientes). As alterações do nível ósseo marginal foram avaliadas radiograficamente no início e 1, 7 e 12 anos após a colocação. A profundidade de sondagem foi medida e a presença ou ausência de placa bacteriana e hemorragia à sondagem foram registadas. O acompanhamento demonstra um prognóstico muito bom quando são utilizados implantes com superfícies maquinadas. A frequência de falhas de implantes foi muito pequena. Dentro dos limites dos resultados deste estudo, o risco de peri-implantite no maxilar posterior pode ser considerado um problema menor quando são utilizados implantes com superfícies maquinadas.

24. **Gordon John & Narja Sahm & Jürgen Becker & Frank Schwarz (2015)**[42] realizaram um estudo clínico prospetivo, de grupos paralelos, controlado e aleatório para avaliar a eficácia de um dispositivo abrasivo a ar (AAD) no tratamento não cirúrgico da peri-implantite. 25 pacientes, que apresentavam pelo menos um implante com peri-implantite inicial a moderada, foram submetidos a um programa de higiene oral e tratados aleatoriamente com AAD (pó de aminoácido glicina) ou desbridamento mecânico com curetas de carbono e terapia anti-séptica com desbridamento mecânico de digluconato de clorexidina (MDA). A cicatrização da ferida em ambos os grupos decorreu, de um modo geral, sem intercorrências durante todo o período do estudo. Não se observaram sinais de inflamação, complicações ou reacções alérgicas sob a forma de inchaço ou vermelhidão dos tecidos moles circundantes. Após o tratamento com AAD, não foi detectado qualquer enfisema. O presente estudo indicou que ambos os procedimentos de tratamento resultaram em ganhos de CAL comparáveis aos 12 meses. No entanto, a aplicação de AAD foi associada a reduções de BOP significativamente mais elevadas do que o MDA.

25. **O. Carcuac, J. Derks, G. Charalampakis, I. Abrahamsson, J. Wennström, e T. Berglundh (2015)**[43] apresentaram um ensaio clínico controlado e randomizado para investigar o efeito adjuvante de antibióticos sistémicos e o uso local de clorexidina para descontaminação da superfície do implante no tratamento cirúrgico da peri-implantite. No presente estudo, os autores envolveram um total de cem pacientes com peri-implantite grave. A terapia cirúrgica foi realizada com ou sem antibióticos sistémicos adjuvantes ou a utilização

local de clorexidina para descontaminação da superfície do implante. Os resultados do tratamento foram avaliados ao fim de 1 ano. Foi utilizada uma análise de regressão logística binária para identificar os factores que influenciam a probabilidade de sucesso do tratamento, ou seja, profundidade da bolsa à sondagem <5 mm, ausência de hemorragia ou supuração à sondagem e ausência de perda óssea adicional. O sucesso do tratamento foi obtido em 45% de todos os implantes, mas foi mais elevado nos implantes com uma superfície não modificada (79%) do que nos implantes com uma superfície modificada (34%). A utilização local de clorhexidina não teve qualquer efeito global nos resultados do tratamento. Embora os antibióticos sistémicos adjuvantes não tenham tido qualquer impacto no sucesso do tratamento em implantes com uma superfície não modificada, foi observado um efeito positivo no sucesso do tratamento em implantes com uma superfície modificada. A probabilidade de sucesso do tratamento utilizando antibióticos sistémicos adjuvantes em doentes com implantes com uma superfície modificada foi baixa. Uma vez que o efeito dos antibióticos sistémicos adjuvantes dependeu das caraterísticas da superfície do implante, as recomendações para a sua utilização no tratamento cirúrgico da peri-implantite devem basear-se em avaliações cuidadosas do implante visado.

26. **Mario Roccuzzo , Luigi Gaudioso , Marco Lungo , Paola Dalmasso (2016)**44 avaliaram a eficácia de um procedimento cirúrgico reconstrutivo em defeitos infra-ósseos de peri-implantite única. Foram incluídos 75 pacientes com uma lesão tipo cratera peri-implantite com profundidade de bolsa (PD) > 6 mm. Cada defeito foi atribuído a uma classe caraterística, por um examinador independente. Após a descontaminação do implante, os defeitos foram preenchidos com mineral ósseo bovino desproteinizado com 10% de colagénio. No seguimento de 1 ano, quatro pacientes foram perdidos e seis implantes removidos. O sucesso do tratamento, PD < 5 mm e ausência de supuração ou hemorragia à sondagem (BOP), foi obtido em 37 dos 71 implantes examinados. A DP foi significativamente reduzida em 2,92 ± 1,73 mm. A BOP diminuiu de 34,4% para 28,6%. O número médio de bolsas profundas (> 6 mm) diminuiu de 3,00 para 0,85. Estes resultados confirmam a possibilidade de tratar com sucesso as lesões de periimplantite. Não existe evidência de que a resolução da doença periimplantar esteja ou não associada à configuração do defeito. Devido ao facto de a resolução completa não parecer um resultado previsível, a decisão clínica sobre se os implantes devem ser tratados deve basear-se em vários elementos relacionados com o doente.

27. **Haiyan Wang, Wei Li, Dongxue Zhang, Wenyue Li, Zuomin Wang (2015)**45 realizaram um ensaio aleatório controlado no qual foi descrito que a terapia fotodinâmica (PDT) pode ser utilizada para o tratamento da peri-implantite, pelo que o presente estudo teve como objetivo explorar a eficácia e segurança da PDT na peri-implantite. A PDT foi efectuada utilizando azul de toluidina (10 mg/ml; 3 min) e um laser de 635 nm. O resultado primário foi a diminuição da profundidade de sondagem periodontal (PD) aos 6 meses. Os resultados secundários foram o índice de placa peri-implantar (PLI), o índice de hemorragia sulcular (SBI) e a perda de inserção clínica (CAL). A DP após o tratamento foi menor no grupo PDT (n-66) do que no grupo de controlo (n-65) no início do estudo. Ao 1 mês, em comparação com os controlos, a DP no grupo PDT era maior, enquanto aos 3 e 6 meses, as DP eram menores. O índice de placa (PLI), o índice de hemorragia sulcular (SBI) e a perda de inserção clínica (CAL) no grupo PDT foram melhores. Assim, concluiu-se que a PDT combinada com o desbridamento mecânico melhora significativamente a PD, PLI e SBI em participantes com peri-implantite. É importante salientar que a PDT obteve uma melhor CAL

do que o desbridamento mecânico e a limpeza.

28. Tadashi Miura, Masahiro Egawa, Taichi Ito, Toru Eguro, Koji Tanabe, Masao Yoshinari (2017)[46] avaliaram a extensão da eliminação de Porphyromonas gingivalis, conhecida como bactéria periodontopática representativa, do titânio, que tem sido o principal material utilizado para implantes dentários. Partindo do pressuposto que o processamento de desbridamento dos implantes dentários remove as bactérias periodontais, considera-se que um dos métodos de remoção das bactérias depositadas no titânio é a irradiação por plasma. A irradiação com plasma à pressão atmosférica foi efectuada contra bactérias periodontopáticas cultivadas e depositadas na superfície de um disco de titânio. Após a irradiação com plasma, foi avaliada a redução do número de bactérias cultivadas novamente durante 24 horas. O número de bactérias viáveis na superfície de titânio foi estimado por um ensaio de ATPbioluminescência. As células viáveis após a irradiação com plasma foram reduzidas para 1,5% ou menos, em comparação com o grupo não tratado. Como um dos métodos de desbridamento em tratamentos dentários gerais, o plasma de pressão atmosférica provou ser um método eficaz para remover factores de prognóstico adversos em pacientes dentários.

29. Cheng-En Sung , Cheng-Yang Chiang , Hsien-Chung Chiu , Yi-Shing Shieh , Fu-Gong Lin , Earl Fu, et al (2018)[47] avaliaram a relação entre a peri-implantite e a saúde periodontal do dente adjacente, o estado periodontal dos dentes adjacentes e contralaterais aos implantes com e sem peri-implantite. Cinquenta e três indivíduos com implantes dentários existentes e periodontite crónica foram examinados neste estudo transversal. Setenta implantes foram categorizados em grupos com peri-implantite (n = 42) e saudáveis ou com mucosite. O estado periodontal e peri-implantar, incluindo a profundidade de sondagem (PD), o nível de inserção clínica (CAL) e a recessão gengival (GR) foram medidos em 6 locais à volta dos implantes e nos dentes adjacentes e contralaterais a esses implantes. Num total de 560 locais dos 70 dentes ou conjuntos de implantes, foi examinada a associação entre o estado periodontal nos locais próximos e afastados dos dentes (de acordo com o implante) e o estado do implante (sem ou com peri-implantite). Observou-se uma DP média significativamente diferente nas zonas próximas dos dentes adjacentes aos implantes com peri-implantite, quando comparadas com as zonas afastadas dos dentes adjacentes e contralaterais e as zonas próximas dos dentes contralaterais. A existência de peri-implantite, a localização do dente e o local de exame estão significativamente associados às medidas periodontais dos dentes remanescentes. A saúde peri-implantar está relacionada com a saúde periodontal dos dentes naturais próximos do implante dentário.

30. Sila Cagri Isler, Fatma Soysal, Tugce Ceyhan, Batuhan Bakirarar, Berrin Unsal (2018)[48] realizaram um estudo de ensaio clínico de 12 meses, tendo sido determinadas membranas à base de concentração de plaquetas, bem como membranas de colagénio em combinação com substitutos ósseos, que demonstraram resultados bem-sucedidos na regeneração de defeitos ósseos peri-implantares (PBD). O objetivo deste estudo foi avaliar os resultados clínicos e radiográficos do tratamento cirúrgico regenerativo (RST) da peri-implantite utilizando um substituto ósseo combinado com duas membranas de barreira bioreabsorvíveis diferentes, quer membrana de colagénio (CM) quer fator de crescimento concentrado (CGF), durante 12 meses de seguimento. 52 pacientes, que tinham pelo menos uma lesão de peri-implantite, foram tratados utilizando um substituto ósseo em combinação com o CGF. Após os procedimentos cirúrgicos, os implantes foram deixados para cicatrização submersa. As avaliações clínicas foram efectuadas no início, 6 e 12 meses após a cirurgia, enquanto a avaliação radiográfica foi efectuada no início e aos 12 meses. Foram obtidas reduções significativas nos valores médios do índice gengival (IG), da hemorragia à sondagem (BOP), da profundidade de sondagem (PD), do nível de inserção clínica (CAL) e da recessão da mucosa (MR) aos 6 e 12 meses de pós-operatório, em comparação com o valor inicial para ambos os procedimentos de tratamento. Aos 6 meses, não foi observada qualquer diferença estatisticamente significativa para todos os parâmetros clínicos entre os grupos, ao passo que os valores médios de PD, CAL e profundidade vertical do defeito (VDD) foram estatisticamente significativos a favor do grupo CM aos 12 meses. A média de preenchimento do defeito (DF) no grupo CM não foi estatisticamente diferente da observada no grupo GCF. Assim, os autores concluíram que os resultados do presente estudo sugerem que ambas as abordagens regenerativas produziram melhorias significativas nas avaliações clínicas e radiográficas. O procedimento que utiliza uma membrana de colagénio em combinação com um substituto ósseo mostrou melhores resultados aos 12 meses na RST da peri-implantite.

31. **Philip L. Keeve, Ki Tae Koo, Ausra Ramanauskaite, Georgios Romanos, Frank Schwarz, Anton Sculean, et al (2018)**[49] efectuaram um estudo para analisar sistematicamente a literatura sobre tratamentos cirúrgicos não regenerativos da periimplantite, especialmente no que diz respeito a resultados radiológicos e clínicos, e para determinar opções terapêuticas previsíveis para a gestão clínica de lesões de periimplantite. A literatura potencialmente relevante foi avaliada independentemente por 2 revisores para identificar estudos clínicos, ensaios e séries de casos em humanos que descrevessem os resultados do tratamento cirúrgico não regenerativo da periimplantite com um seguimento de pelo menos 6 meses. A MEDLINE, a EMBASE e a Biblioteca Cochrane foram pesquisadas para estudos que relatassem alterações na profundidade de sondagem (PD) e/ou hemorragia à sondagem (BOP) e/ou alterações radiológicas do nível ósseo marginal. Foi incluído um total de 10 publicações, sendo 6 ensaios clínicos prospectivos aleatórios, 1 estudo de coorte prospetivo, 2 estudos retrospectivos controlados e 1 série de casos. Os parâmetros clínicos podem ser reduzidos através de tratamentos cirúrgicos não regenerativos. Relativamente a 3 anos de acompanhamento, os valores de BOP e PD diminuíram mais eficazmente após a implantoplastia do que com a administração sistemática de antibacterianos. As irrigações químicas locais adjuvantes ou o laser de díodo não têm efeitos a longo prazo. A abordagem cirúrgica não regenerativa em combinação com a implantoplastia também apresenta parâmetros radiográficos melhorados. Por conseguinte, o tratamento cirúrgico não regenerativo da periimplantite pode reduzir a quantidade de inflamação no seguimento a curto prazo. A utilização da implantoplastia pode resultar na melhoria dos parâmetros clínicos e radiográficos.

32. **Sila Cagri Isler , Berrin Unsal, Fatma Soysal, Gonen Ozcan , Elif Peker , Inci Rana Karaca (2018)**[50] realizaram o presente estudo com o objetivo de determinar o impacto da terapia adicional de ozono gasoso tópico na descontaminação das superfícies dos implantes em SRT de peri-implantite. Um total de 41 pacientes (22 homens, 19 mulheres; idade média de 53 anos) com peri-implantite moderada ou avançada foram aleatoriamente distribuídos pelo grupo de teste (grupo do ozono) com a utilização de solução salina estéril com ozonoterapia adicional ou pelo grupo de controlo com solução salina estéril apenas para a descontaminação das superfícies dos implantes na RTS de peri-implantite. Os resultados clínicos e radiográficos foram avaliados durante um período de 12 meses.

No seguimento de 12 meses, os valores do índice de placa e gengival foram significativamente melhores no grupo do ozono. A profundidade de sondagem diminuiu de 6,27±1,42 mm e 5,73±1,11 mm no início para 2,75±0,7 mm e 3,34±0,85 mm no final do período de observação de 12 meses nos grupos de ozono e controlo, respetivamente. Da mesma forma, os valores do nível de fixação clínica mudaram de 6,39±1,23 mm e 5,89±1,23 mm no início para 3,23±1,24 mm e 3,91±1,36 mm no seguimento de 12 meses nos grupos de ozono e controlo, respetivamente. De acordo com as evidências radiográficas, o preenchimento do defeito entre o início e os 12 meses de pós-operatório foi de 2,32±1,28 mm no grupo do ozono e de 1,17±0,77 mm no grupo de controlo, o que constituiu uma diferença estatisticamente significativa entre os grupos. Portanto, a descontaminação da superfície do implante com o uso adicional da terapia do ozono na RTS da peri-implantite mostrou-se clinicamente e radiograficamente significativa.

33. Mansour Al-Askar , Sumaiah Ajlan , Nuha Alomar , Nasser M Al-Daghri (2018)[51] efectuou um estudo clínico e radiográfico para avaliar os parâmetros clínicos e radiográficos peri-implantares e os níveis salivares totais de interleucina (IL)-1 ß e IL-6 em pacientes diabéticos e não diabéticos de tipo 2 com e sem peri-implantite. Foram recrutados para este estudo pacientes com implantes dentários em funcionamento há uma média de 4 anos. Os indivíduos que referiram ser sistemicamente saudáveis foram colocados no grupo 1, e os que referiram ter sido diagnosticados com diabetes mellitus tipo 2 (T2DM) pelo menos desde o último ano foram colocados no grupo 2. No grupo 1, foram colocados 91 implantes (39 pacientes com e 52 sem peri-implantite) em pacientes sem diabetes mellitus tipo 2. No grupo 2, 80 implantes (35 pacientes com e 45 pacientes sem peri-implantite) foram colocados em pacientes com diabetes. Foram medidos o índice de placa peri-implantar, a hemorragia à sondagem, a profundidade de sondagem e a perda óssea marginal.

Foram recolhidas amostras de saliva total não estimuladas e os níveis de IL-1ß e IL-6 foram medidos utilizando técnicas padrão. No grupo 1, o índice de placa, a hemorragia à sondagem e a profundidade de sondagem, e os níveis de IL-1ß e IL-6 na saliva total foram significativamente mais elevados nos pacientes com periimplantite do que naqueles sem periimplantite. O índice de placa, a hemorragia à sondagem, a profundidade de sondagem e a perda óssea marginal foram comparáveis entre todos os pacientes do grupo 2. Entre os doentes com peri-implantite, o índice de placa, a hemorragia à sondagem, a profundidade de sondagem, a perda óssea marginal e os níveis salivares totais de IL-1ß e IL-6 foram significativamente mais elevados nos doentes com diabetes do que nos doentes sem diabetes. Entre os pacientes com diabetes, a gravidade dos parâmetros medidos parece ser influenciada pelo estado glicémico e não pela peri-implantite.

34. Ruben Agustin-Panadero, Naia Bustamante-Hernandez, Carlos Labaig-Rueda , Antonio Fons-Font, Lucia Fernandez-Estevan e Maria Fernanda Sola-Ruiz (2019)[52] realizaram um estudo controlado randomizado e compararam o comportamento clínico de três tipos de próteses suportadas por implantes únicos na região posterior após três anos de carga funcional. A amostra do estudo consistiu em 75 coroas suportadas por implantes. Foram incluídos pacientes com edentulismo único (pré-molar/molar) e excluídos do estudo pacientes com edentulismo parcial ou total, ou seja, mais do que um dente. Os implantes utilizados no ensaio foram os implantes Vega Klockner. Com conexão interna hexagonal associada a uma geometria cónica. Foi seguido um protocolo padronizado para a colocação de implantes em todos os casos. Os principais critérios de inclusão foram a inclusão de pacientes com necessidade de implantes unitários, com boa saúde periodontal e com pelo menos 2 mm de mucosa vestibular queratinizada antes do tratamento. Todos os pacientes apresentavam condições que permitiam a colocação do implante sem regeneração óssea, a elevação de retalhos sem incisões de libertação e sem descolamento da linha mucogengival, de modo a evitar a modificação da posição da mucosa vestibular e, consequentemente, da sua mucosa queratinizada. Todos os implantes foram colocados em regiões posteriores de pré-molares e molares. Após a cirurgia, os pacientes voltaram para consultas de controlo uma semana, um mês e três meses depois, altura em que foi efectuada a carga protética. Antes da colocação das restaurações protéticas, a amostra foi randomizada em três grupos de acordo com o tipo de prótese utilizada para restaurar os implantes. Todos os implantes foram restaurados com coroas metalo-cerâmicas fresadas a partir de Cr-Co e revestidas com cerâmica feldspática, fabricadas através de software de desenho CAD/CAM. Os resultados mostraram que os implantes com pilares convergentes obtêm os melhores resultados em termos de perda óssea e parâmetros dos tecidos moles. Por conseguinte, existe uma correlação entre a perda óssea e os parâmetros dos tecidos moles peri-implantares, independentemente do tipo de prótese.

35. **Selena Toma, Michel C. Brecx e Jerome F. Lasserre (2019)**[53] realizaram um ensaio clínico randomizado para comparar a eficácia de três procedimentos mecânicos para tratar cirurgicamente a periimplantite. Num estudo aleatório, prospetivo e de grupo paralelo, 47 pacientes com periimplantite foram tratados com curetas de plástico, um dispositivo abrasivo a ar ou uma escova de titânio. Os pacientes foram avaliados relativamente às seguintes medidas em três momentos, ou seja, na linha de base, e três e seis meses após a cirurgia, tendo sido registados o índice de placa, a hemorragia à sondagem, o índice gengival, a profundidade da bolsa de sondagem (PPD), o nível de fixação relativo e a perda óssea. O resultado do tratamento foi considerado bem-sucedido quando o implante ainda estava presente com PPD < 5 mm, sem sangramento à sondagem e sem perda óssea média adicional > 0,5 mm. Foi observada uma maior redução do índice gengival e do PPD no grupo da escova de titânio do que nos outros grupos aos seis meses. O nível relativo de fixação diminuiu em relação à linha de base em cada grupo aos três meses, mas foi mais acentuado no grupo da escova de titânio. Aos seis meses, registou-se uma menor perda óssea no grupo da escova de titânio do que no grupo da cureta de plástico. Foi observado um resultado bem sucedido em 22% dos implantes no grupo da cureta de plástico, 27% no dispositivo de polimento de ar com glicina e 33% no grupo da escova de titânio. Os autores concluíram que a escova de titânio e o dispositivo de polimento a ar com glicina foram mais eficazes do que os outros métodos, mas o sucesso do tratamento permaneceu baixo. A combinação de procedimentos mecânicos com antimicrobianos e antibióticos pode ser uma estratégia mais eficaz e merece uma investigação cuidadosa.

36. **J.K. Cha, J.S. Lee e C.S. Kim (2019)**[54] determinaram os efeitos clínicos, microbianos e radiográficos da minociclina local combinada com o tratamento cirúrgico da peri-implantite. Foram recrutados 50 pacientes com peri-implantite e foi efectuado um tratamento cirúrgico com a aplicação local de minociclina ou pomada placebo. A aplicação de minociclina foi repetida com desbridamento supragengival a 1, 3 e 6 meses de pós-operatório. O índice de placa, o índice gengival (IG), a profundidade da bolsa à sondagem (PPD) e a hemorragia ou supuração à sondagem foram medidos na avaliação inicial e 1, 3 e 6 meses. A alteração no nível de osso de suporte (SBL) medido com tomografia computorizada de feixe cónico foi analisada em entre o início e os 6 meses. A análise microbiana foi efectuada através da reação em cadeia da polimerase em tempo real. Ambos os grupos apresentaram melhorias nas medidas clínicas e radiográficas após o tratamento cirúrgico. Houve uma diferença significativa nas alterações da média do PPD entre os grupos teste e controlo. Dentro das limitações deste estudo, os autores concluíram que a administração local repetida de minociclina melhoraria a taxa de sucesso do tratamento cirúrgico da periimplantite, em

termos de aumento do ganho ósseo peri-implantar e de melhoria dos resultados clínicos no curto período de cicatrização.

37. **Johny Nohra, Abdel Rahman kassir, Nadim Mokbel, Nada Naaman (2019)**[55] realizaram um estudo e demonstraram que a gestão adequada da complicação endodôntica associada à colocação de implantes pode conduzir à cicatrização óssea radiográfica. Um homem de 28 anos foi encaminhado para avaliação e tratamento adicional do seu edentulismo de classe III. Os antecedentes clínicos revelaram que o doente tinha sofrido de anóxia perinatal cerebral, o que levou a uma perturbação mental moderada. Os antecedentes dentários revelaram que o doente tinha sido submetido a uma extração bilateral dos segundos pré-molares e primeiros molares inferiores 4 anos antes da consulta e que tinha recebido tratamento periodontal de apoio regular. O relato de caso apresentado neste estudo mostra o tratamento bem-sucedido, através de terapia endodôntica, de um caso de endodontite de implante, preservando o implante e o dente. A outra observação interessante neste relatório foi a falha precoce do implante colocado no local do primeiro molar (provavelmente devido ao sobreaquecimento durante a preparação do local do implante) que foi substituído com sucesso 3 meses mais tarde num local adjacente, bem como o sucesso do implante transectante do segundo pré-molar. Por conseguinte, os autores concluíram que os danos nos dentes adjacentes causados pela colocação inadequada do implante podem ter efeitos adversos nos dentes em causa e podem aumentar o risco de fracasso do implante. No entanto, com um tratamento endodôntico precoce e uma rotina de acompanhamento rigorosa, é possível estabelecer uma cicatrização óssea radiográfica e resultados estáveis a longo prazo.

38. **Nikola Saulacic, Benoit Schaller (2019)**[56] compararam a prevalência de peri-implantite em implantes com superfícies de implante rugosas e torneadas (maquinadas). Foi realizada uma pesquisa bibliográfica eletrónica nas bases de dados MEDLINE e EMBASE para artigos. Os estudos clínicos em humanos que tinham relatado a prevalência de peri-implantite em implantes de superfície afinada e rugosa foram pesquisados por autor. Oito artigos com 2992 implantes foram incluídos na revisão sistemática. A incidência de peri-implantite para duas superfícies de implante variou entre os estudos. Não foi possível efetuar uma meta-análise devido à heterogeneidade entre os estudos. Os implantes com superfícies rugosas foram mais favoráveis à acumulação de placa durante o acompanhamento a curto prazo. A longo prazo, as superfícies de implantes torneadas foram associadas a mais placa e a uma maior perda óssea peri-implantar. Os parâmetros clínicos peri-implantares e a taxa de sobrevivência para as duas superfícies de implante foram semelhantes. Dentro das limitações do presente estudo, a superfície rugosa do implante não parece aumentar a incidência de peri-implantite em comparação com a superfície virada dos implantes.

39. **Mario Roccuzzo , Ludovica Fierravanti, Dario Pittoni, Paola Dalmasso , Andrea Roccuzzo (2020)**[57] realizaram um estudo para avaliar os resultados a 10 anos de um tratamento cirúrgico regenerativo de defeitos intra-ósseos únicos de peri-implantite, através de mineral ósseo bovino desproteinizado com 10% de colagénio (DBBMC). A população original consistia em 26 pacientes com um defeito tipo cratera, à volta de implantes dentários SLA ou TPS, com uma profundidade de sondagem >*6* mm e sem mobilidade do implante. Após desbridamento e descontaminação da superfície, os defeitos foram preenchidos com DBBMC. Subsequentemente, os pacientes foram colocados num programa individualizado de terapia peri-implantar/periodontal de suporte (SPT). Catorze pacientes (oito SLA e seis TPS) atingiram o exame de 10 anos. A taxa de sobrevivência global dos implantes foi de 67%, 80% para os implantes SLA e 55% para os implantes TPS. Durante o SPT, cinco doentes perderam

o seguimento, oito doentes do necessitaram de antibioterapia e cirurgia adicionais e sete doentes tiveram o implante removido. A DP foi reduzida de 6,6 ± 1,3 para 3,2 ± 0,7 mm no SLA e de 7,2 ± 1,5 para 3,4 ± 0,6 mm no TPS. A BOP diminuiu de 31,2% para 12,1% (SLA) e de 12,9% para 19,7% (TPS). O sucesso do tratamento foi encontrado em 5 dos 12 SLA (42%) e em 4 dos 14 TPS (29%). Concluíram que o tratamento reconstrutivo proposto, seguido de TPS, foi capaz de manter em função a maioria dos implantes SLA, embora o sucesso global do tratamento tenha sido limitado e muitos dos implantes TPS tenham sido removidos. Por conseguinte, a decisão de tratar implantes afectados por peri-implantite deve basear-se em vários factores, incluindo as caraterísticas da superfície.

40. Bunk Daniel, Eisenburger Michael, Häckl Sebastian, Eberhard Jorg, Stiesch Meike, Grischke Jasmin (2020)[58] avaliaram o efeito da irrigação oral adjuvante, para além dos cuidados orais auto-administrados, na prevalência e gravidade da mucosite peri-implantar. Após a aleatorização, os pacientes que sofriam de mucosite peri-implantar foram atribuídos ao Grupo 1 (controlo) e receberam instruções de higiene oral seguindo um protocolo padronizado, incluindo um desbridamento mecânico sub e supramucoso. Os Grupos 2 e 3 receberam ainda instruções para utilizar um irrigador oral com água ou solução de CHX a 0,06%. Foi considerado para exame um implante por paciente. Os exames clínicos incluíram a profundidade de sondagem (PD), hemorragia à sondagem (locais BOP-positivos), índice de placa modificado e índice gengival (mpi, mgi). Foi aplicada uma variável de substituição (mucositis-severity-score) para medir a gravidade da doença. A análise estatística incluiu modelos de regressão linear e análise de sensibilidade. 60 pacientes periodontalmente saudáveis foram examinados quanto à presença e gravidade da mucosite periimplantar. 70% de todos os pacientes alcançaram a resolução completa da doença após 12 semanas. A prevalência de mucosite peri-implantar após 12 semanas foi de 50% no grupo 1, 35% no grupo 2 e 5% no grupo 3. A média de sítios BOP-positivos foi reduzida em todos os grupos após 12 semanas. Por conseguinte, concluiu-se que, dentro dos limites do estudo, a utilização adjuvante de um irrigador oral com CHX a 0,06%, para além da remoção mecânica do biofilme e das instruções de higiene oral, pode reduzir a presença e a gravidade da mucosite peri-implantar após 12 semanas.

41. Philipp Sahrmann, Fabienne Gilli, Daniel B. Wiedemeier, Thomas Attin, Patrick R. Schmidlin e Lamprini Karygianni (2020)[59] compararam sistematicamente os perfis microbianos da peri-implantite com os da periodontite e dos implantes saudáveis. Para inclusão, foram considerados estudos que avaliaram o microbioma da peri-implantite em pacientes saudáveis. A literatura foi avaliada para a obtenção de evidências consistentes de microbiota exclusiva ou predominante da peri-implantite. De 158 artigos potencialmente elegíveis, foram incluídos neste estudo dados de 64 estudos sobre 3730 amostras de locais de peri-implantite. Os estudos descreviam diferentes métodos de avaliação, nomeadamente cultura bacteriana, avaliação baseada em PCR, técnicas de hibridação, pirosequenciação e análises transcriptómicas. Após a análise de 13 estudos selecionados dependentes de cultura, não foram encontradas espécies microbianas específicas para a peri-implantite. Após a avaliação de 28 estudos utilizando métodos baseados em PCR e uma meta-análise de 19 estudos, foi detectada uma maior prevalência de Aggregatibacter actinomycetemcomitans e Prevotella em biofilmes de peri-implantite em comparação com implantes saudáveis. Actinomyces spp., Porphyromonas spp. e Rothia spp. foram encontrados em todos os cinco estudos de pirosequenciação em amostras saudáveis, de periodontite e de periimplantite. Em conclusão, o conjunto de provas não mostra um perfil específico consistente e em Estudos futuros devem centrar-se na avaliação de locais com diferentes diagnósticos para o mesmo doente e na investigação da complexa interação do biofilme com o hospedeiro.

42. **Sila cagri isler, fatma soysal, gülcin akca, batuhan bakirarar, gonen ozcan , berrin unsal (2021)**60 realizaram um estudo com o objetivo de analisar o efeito dos procedimentos de descontaminação da superfície do implante combinados com o tratamento cirúrgico reconstrutivo (RST) da periimplantite nos níveis de expressão genética de biomarcadores selecionados no fluido crevicular peri-implantar (PICF). Quarenta pacientes diagnosticados com peri-implantite foram tratados com RST e descontaminação da superfície do implante utilizando solução salina estéril e ozonoterapia (grupo do ozono) ou apenas solução salina estéril (grupo de controlo). Os níveis de expressão dos genes da interleucina (IL)-6, IL-8, IL-17, fator de crescimento endotelial vascular (VEGF), esclerostina (SOST) e osteoprotegerina (OPG) foram avaliadas por análise de qpcr no início e no seguimento de 6 meses. As alterações nos níveis de expressão de mrna de citocinas foram analisadas e comparadas com parâmetros clínicos e radiográficos. Ambos os métodos de descontaminação levaram a uma diminuição da expressão dos genes selecionados. O grupo do ozono mostrou um nível de fixação clínica (CAL) e valores radiográficos de preenchimento de defeitos (DF) significativamente mais elevados aos 6 meses, em comparação com o grupo de controlo. A regulação negativa dos níveis de SOST foi significativamente associada à redução da profundidade de sondagem e ao DF radiográfico. Os procedimentos de descontaminação da superfície do implante aplicados com o RST contribuem para uma redução notável da resposta imuno-inflamatória. A utilização adicional da terapia com ozono pode ter efeitos favoráveis nos regimes anti-infecciosos da terapia da peri-implantite. A SOST, que demonstrou ter uma relação significativa com os resultados clínicos e radiográficos, pode ser um indicador valioso para a progressão da peri-implantite e pode ajudar no desenvolvimento de novas estratégias terapêuticas para o ganho ósseo na RST da peri-implantite.

43. **Mario Romandini, Cristina Lima, Ignacio Pedrinaci, Ana Araoz, Maria Costanza Soldini, Mariano Sanz (2021)**61 realizaram um estudo transversal para avaliar a prevalência de deiscência de tecido mole peri-implantar vestibular (PISTD) em implantes anteriores e para identificar os indicadores de risco/proteção de PISTD em implantes que não sofrem de peri-implantite. 240 pacientes selecionados aleatoriamente de uma base de dados de uma clínica universitária foram convidados a participar no presente estudo transversal. Aqueles que aceitaram, após a avaliação dos seus registos médicos e dentários, foram examinados clinicamente para avaliar a prevalência de PISTD vestibular em implantes não-molares. Foram então efectuadas análises de regressão logística multivariada multinível para identificar os factores associados positiva (risco) ou negativamente (proteção) à PISTD vestibular em implantes sem peri-implantite. Mais de 25% dos participantes tinham uma PISTD vestibular em pelo menos um implante anterior. Ao excluir os implantes com peri-implantite, 15% dos participantes tinham uma PISTD vestibular na zona anterior. A prevalência de PISTD era mais do dobro em implantes com peri-implantite do que em implantes sem peri-implantite. Foram identificados principalmente factores locais como indicadores de risco/proteção da PISTD vestibular em implantes sem periimplantite, sendo o mau posicionamento do implante e o fenótipo periimplantar os que resultaram num risco acrescido. De acordo com o presente estudo, as PISTD vestibulares são altamente prevalentes entre os pacientes com implantes dentários. Foram identificados vários factores ao nível dos implantes como indicadores de risco e de proteção das PISTD vestibulares em implantes sem peri-implantite que, caso se comprove a causalidade, devem ser incluídos em estratégias preventivas.

44. **Alberto Monje, Alva Perez, Maria Vera, Jose Nart, Andres Catena, Dafina Petrova (2021)**[62] realizaram este ensaio clínico randomizado para avaliar o efeito de diferentes estratégias de comunicação na compreensão e recordação de informações sobre factores associados à peri-implantite. Os pacientes eram elegíveis para participar se tivessem sido diagnosticados com peri-implantite. Apenas os pacientes com implantes em função há pelo menos 36 meses eram elegíveis. A gravidade da peri-implantite foi classificada como ligeira, menos de 25% de perda óssea vertical peri-implantar, moderada, 25-50% de perda óssea vertical peri-implantar, ou avançada, > 50% de perda óssea vertical peri-implantar. Os pacientes foram distribuídos aleatoriamente pelos grupos de teste ou de controlo. Foi efectuada apenas uma comunicação verbal sem folheto no início, 3 meses e 6 meses. A compreensão do texto e do controlo, dos factores de risco e das medidas preventivas para a peri-implantite em geral foi significativamente maior nos grupos de teste. Não foram observadas diferenças significativas entre os grupos ou em função do tempo para qualquer um dos constructos do "modelo de crenças sobre a saúde". Assim, concluíram que a compreensão da informação sobre os factores associados à peri-implantite pode ser eficientemente melhorada através da utilização de estratégias de comunicação escrita, em particular quando complementadas com recursos visuais.

45. **Mario Romandini, Cristina Lima, Ignacio Pedrinaci, Ana Araoz, Maria Costanza, Soldini, Mariano Sanz (2021)**[63] avaliaram a prevalência de doenças peri-implantares e identificaram indicadores de risco ou de proteção da peri-implantite. Duzentos e quarenta pacientes selecionados aleatoriamente foram examinados clínica e radiograficamente para avaliar a prevalência de saúde e doenças peri-implantares. A peri-implantite foi definida como a presença de hemorragia à sondagem juntamente com níveis ósseos radiográficos (BL) =È2 mm. Foi também identificada uma categoria de saúde peri-implantar intermédia entre a mucosite peri-implantar e a peri-implantite, definida pela presença de bop juntamente com 1 mm =BI. < 2 mm. Foi realizada uma análise de regressão logística multivariada multinível para identificar os factores associados positivamente (risco) ou negativamente (proteção) à peri-implantite. As prevalências de pré-periimplantite e de periimplantite foram, respetivamente, 31,3% e 56,6% ao nível do paciente, enquanto 31,7% e 27,9% ao nível do implante. Os factores identificados como indicadores de risco para a peri-implantite foram o tabagismo, a periodontite moderada/grave, <16 dentes remanescentes, o mau posicionamento do implante, a marca do implante, a restauração e o traumatismo como motivo do dente. Por outro lado, os factores foram identificados como indicadores de proteção, como o uso de fio dental interproximal, inibidores da bomba de protões e anticoagulantes.

46. **Victoria Mandillo-Alonso, Rocío Cascos-Sánchez, José-Luis Antonaya Martín, Martín Laguna-Martos (2021)**[64] realizaram um estudo no qual foi avaliada, através de um scanner intra-oral (3Shape, TRIOS®), a espessura dos tecidos moles em torno de implantes de colo convergente e pilares sem ombro. Neste estudo analítico longitudinal ambispectivo com um tamanho de amostra de 26 implantes em 17 pacientes foram tratados numa clínica dentária privada. Os pacientes foram divididos em dois grupos, Implantes Prama ou grupo 1 (n=19) e implantes Shelta combinados com pilar XA ou grupo 2 (n=7). Foram analisadas as alterações de espessura após um ano e dois anos de seguimento. No grupo 1, a espessura média inicial foi de 6,53 mm e a espessura média de seguimento foi de 8,06 mm; no grupo 2, a espessura média inicial foi de 7,66 mm e a espessura média de seguimento foi de 8,42 mm. Assim, concluiu-se que o desenho de coroas biologicamente guiadas parece aumentar significativamente o volume de tecido mole à volta dos implantes de morfologia convergente.

47. Maria elisa galarraga-vinueza, karina obreja , chantal khoury , amira begic , ausra ramanauskaite , anton sculean , frank schwarz (2021)[65] efectuaram um estudo para avaliar a influência da expressão e polarização dos macrófagos na eficácia da terapia cirúrgica da peri-implantite durante um período de acompanhamento de 6 meses. Um total de catorze pacientes com um número de 14

implantes diagnosticados com peri-implantite foram submetidos a cirurgia de retalho de acesso, remoção do tecido de granulação, implantoplastia e aumento dos componentes intra-ósseos utilizando um mineral ósseo de origem natural e aplicação de uma membrana de colagénio nativo durante um procedimento cirúrgico padronizado. Foram preparadas biópsias de tecido de granulação para caraterização imunohistoquímica e avaliação da polarização dos macrófagos. A expressão dos fenótipos M1 e M2 foi identificada e quantificada através de marcadores imunohistoquímicos e análises histomorfométricas. A avaliação clínica e a recolha de dados foram efectuadas inicialmente e após um período de cicatrização de 6 meses. Foram efectuadas análises estatísticas para associar a área infiltrada, os macrófagos e a influência do fenótipo M1/M2 nos parâmetros de cicatrização dos tecidos peri-implantares após um período de acompanhamento de 6 meses. Os valores médios do compartimento infiltrado (ICT) ocuparam uma percentagem total de 70,3% nas biópsias de tecido de granulação analisadas. Os macrófagos ocuparam uma área média de 15,3% ± 7,0. Os fenótipos M1 e M2 estavam presentes em 4,1% e 3,7%, respetivamente. Não foi observada diferença estatisticamente significativa entre a expressão de M1 e M2%. O rácio M1/ M2 médio foi de 1,5 ± 0,8. A terapia cirúrgica foi associada a reduções estatisticamente significativas nos valores médios de hemorragia à sondagem (BOP), profundidade de sondagem (PD) e supuração (SUPP) aos 6 meses. As análises de regressão linear revelaram uma correlação significativa entre a expressão de macrófagos (CD68%) e as alterações nas pontuações de PD e a expressão de M1 (%) e as alterações nas pontuações de recessão da mucosa (MR) aos 6 meses. Por conseguinte, concluiu-se com os presentes dados que os macrófagos podem influenciar os mecanismos de cicatrização dos tecidos peri-implantares após a terapia cirúrgica da peri-implantite durante um período de curto prazo. Em particular, as alterações nas pontuações de PD e MR foram estatisticamente associadas de forma significativa à expressão e ao fenótipo dos macrófagos.

48. Shariel Sayardoust, Anders Johansson, Daniel Jonsson (2022)[66] avaliaram o potencial efeito microbiológico dos probióticos na microbiota dos implantes e também avaliaram se os probióticos têm algum efeito como adjuvante do tratamento peri-implantar não cirúrgico na redução da mucosite peri-implantar e dos parâmetros clínicos da peri-implantite, tais como a hemorragia à sondagem, o índice gengival modificado e a profundidade da bolsa. A síntese de dados mostrou que os probióticos não tiveram qualquer efeito detetável na microflora do implante e, na síntese de dados seguinte, nenhuma variável clínica de peri-implantite mostrou um efeito benéfico significativo dos probióticos no grupo de teste em comparação com o grupo de controlo. Dentro das limitações desta revisão, a microflora oral do implante não é afetada pelos probióticos nem estes acrescentam qualquer efeito ao tratamento convencional não cirúrgico da mucosite peri-implantar e da peri-implantite.

49. Victoria Mandillo-Alonso, Rocío Cascos-Sánchez, José-Luis Antonaya Martín, Martín Laguna-Martos (2022)[67] Efectuou uma avaliação clínica e radiográfica dos tecidos moles e duros em torno de implantes de colo convergente e pilares sem ombro. Neste estudo analítico longitudinal ambispectivo com um tamanho de amostra de 32 implantes em 21 pacientes foram tratados numa clínica dentária privada. Os pacientes foram divididos em dois grupos, Implantes Prama ou grupo 1 (n=21) e implantes Shelta combinados com pilar XA ou grupo 2 (n=11). Foram analisadas a profundidade de sondagem, a espessura horizontal da mucosa, a perda óssea peri-implantar, a placa bacteriana e a hemorragia após um e dois anos de acompanhamento. No grupo 1, o valor médio da profundidade de sondagem foi de 1,67 mm e o valor médio da espessura horizontal da mucosa foi de 2,71. No grupo 2, a profundidade média de sondagem foi de 2,18 e o valor médio da espessura horizontal da mucosa foi de 3,27 mm. No grupo 1, 85,7% do nível ósseo peri-implantar foi mantido e 14,3% aumentou. No grupo 2, 100% do nível ósseo peri-implantar foi mantido. No grupo 1, 19% apresentaram placa bacteriana quando as coroas foram removidas e no grupo 2 um 18,2% apresentaram placa bacteriana. Nenhum dos dois grupos apresentou hemorragia espontânea quando as coroas foram removidas. 52,4% apresentaram hemorragia à sondagem no grupo 1 e 45,4% no grupo 2. Concluiu-se, portanto, que o desenho das coroas biologicamente guiadas parece proporcionar estabilidade dos tecidos moles e duros peri-implantares.

50. Sila Cagri Isler, Fatma Soysal, Tugce Ceyhanli, Batuhan Bakirarar, Berrin Unsal (2022)[68] _realizaram um estudo com o objetivo de comparar os resultados clínicos e radiográficos a 3 anos de duas gestões cirúrgicas reconstrutivas diferentes da peri-implantite, utilizando um substituto ósseo em combinação com um fator de crescimento concentrado (CGF) ou uma membrana de colagénio (CM). Cinquenta e um pacientes que tinham pelo menos um implante que apresentava peri-implantite com um defeito intraósseo foram preenchidos com um material de enxerto ósseo xenogénico e cobertos com CGF ou CM. Foram efectuadas avaliações clínicas e radiográficas no início e nos anos pós-operatórios 1 e 3. Foram definidos três resultados compostos diferentes para avaliar o sucesso do tratamento num seguimento de 3 anos. Os efeitos de possíveis indicadores de prognóstico no sucesso do tratamento foram identificados através de uma análise de regressão multinível. As alterações na profundidade de sondagem (PD) e na profundidade do defeito vertical radiográfico (VDD) entre a linha de base e o ano 1 e entre a linha de base e o ano 3 apresentaram diminuições significativamente maiores para o grupo da membrana de colagénio (CM) em comparação com o grupo do fator de crescimento concentrado (CGF). Não foram demonstradas diferenças significativas entre as duas modalidades de tratamento relativamente aos resultados de sucesso do tratamento. O historial de periodontite, o VDD na linha de base e o número de paredes de defeitos intra-ósseos revelaram impactos significativos no sucesso do tratamento. Por conseguinte, concluíram que a CM em combinação com um substituto ósseo parece ter resultados ligeiramente melhores em comparação com as membranas CGF na terapia cirúrgica reconstrutiva da peri-implantite. A história da periodontite, o VDD de base e a configuração do defeito ósseo peri-implantar podem ser possíveis factores de previsão que influenciam o sucesso do tratamento.

5 TERMINOLOGIA

1. **Implante :**

- **De acordo com GPT8**[16] - Dispositivo protético constituído por material aloplástico implantado nos tecidos orais sob a camada mucosa e/ou perióstea e sobre/ou dentro do osso para proporcionar retenção e suporte a uma prótese dentária fixa ou amovível.
- **(Allenc, 1687)**[1] - Os implantes dentários (raiz artificial) são definidos como um material ou tecido artificial que revela biocompatibilidade aquando da sua implantação cirúrgica ou os implantes são materiais aloplásticos inertes incorporados na maxila ou na mandíbula.

2. **Peri-implantite:**

- **(De acordo com o 1st European workshop on Periodontology 1993)**5 - É definida como um processo inflamatório que afecta os tecidos à volta de um implante osseointegrado em função, resultando na perda de osso de suporte.
- **(Textbook of Carranza 10th ed.)**[2] - Perda óssea peri-implantar progressiva em conjunto com uma lesão inflamatória dos tecidos moles.
- **Segundo o GPT8**[16] - Uma infeção que se desenvolve à volta dos implantes e que pode causar perda óssea.
- **De acordo com Carl Misch**[1] - uma complicação relacionada com bactérias em torno de implantes dentários.
- **(Mombelli e Lang 1998; Esposito et al. 1999)**[69] - A peri-implantite, ou seja, a infeção marginal progressiva crónica, é definida como uma reação inflamatória que afecta os tecidos que rodeiam os implantes dentários osseointegrados, resultando na perda de osso de suporte.
- **(Hultin et al. 2002)**[70] - Infeção específica do local que apresenta muitas caraterísticas comuns à periodontite crónica do adulto.
- **Tord Berglundh (2018)**[14] - A peri-implantite é definida como uma condição patológica associada à placa que ocorre no tecido em redor dos implantes dentários, caracterizada por inflamação na mucosa peri-implantar e subsequente perda progressiva de osso de suporte.

3. **Mucosite peri-implantar**[1] - As alterações inflamatórias reversíveis que estão confinadas ao tecido mole que rodeia um implante são diagnosticadas como mucosite peri-implantar.
4. **Osseointegração -**

1. uma aposição íntima entre o osso e o implante que oferecesse resistência suficiente para suportar a transferência de carga. Este fenómeno é designado por osseointegração.[1]
2. **Albrektsson et al. (1981)5 -** A osteointegração (do latim osseus "ósseo" e integrare "tornar inteiro") é a ligação estrutural e funcional direta entre o osso vivo e a superfície de um implante artificial que suporta carga ("loadbearing")

5. **Mucointegração**[5] - O papel dos tecidos moles é bastante semelhante quando se trata de implantes: o contacto entre os tecidos moles densos e a superfície do pilar pode atuar como uma barreira para proteger e preservar a crista óssea fundamental.
6. **Integração fibro-óssea**[1] **:** A interface entre o implante de lâmina de ventilação e o osso foi denominada integração fibro-óssea, que foi definida como o contacto tecido-implante: interposição de fibras de colagénio densas e saudáveis na interface entre o implante e o osso.
7. **Implante** endosteal[3] - o implante endosteal é um material aloplástico inserido cirurgicamente num rebordo ósseo residual, principalmente como base protética
8. **Heydenrijk et al (2002)**71 - A falha do implante foi definida como a inadequação do tecido hospedeiro para estabelecer ou manter o implante osseo-integrado em função, resultando na perda de osso de suporte.

6 DISCUSSÃO

INTERFACE IMPLANTE-TECIDO MOLE

ANATOMIA À VOLTA DO DENTE E DO IMPLANTE

Na dentição natural, a fixação do epitélio juncional proporciona um selamento na base do sulco e impede a penetração de substâncias químicas e bacterianas provenientes da cavidade oral. O epitélio juncional é constituído por 10 a 20 camadas de células de epitélio escamoso estratificado, com 0,5 a 1,5 mm de comprimento ocluso-apicalmente e terminando 2 mm coronal à crista óssea. Se este selo for rompido e/ou as fibras apicais do epitélio forem destruídas, haverá uma migração apical ou um crescimento descendente do epitélio juncional, levando à formação da bolsa periodontal. Um pré-requisito para o sucesso de um implante dentário deve ser a obtenção de um selamento peri-mucoso do tecido mole à superfície do implante[71].

Uma vez que não existe inserção de cemento ou fibra na superfície de um implante endósseo, este selamento é extremamente importante. A incapacidade de obter ou manter um selamento neste local resultará na migração apical do epitélio para a interface implante-osso. Pode também causar o encapsulamento completo da porção endóssea do sistema[71]

O tecido mole que rodeia os implantes dentários osseointegrados saudáveis partilha caraterísticas anatómicas e funcionais com a gengiva à volta dos dentes. A superfície exterior da mucosa peri-implantar é revestida por um epitélio oral estratificado e queratinizado que é contínuo com um epitélio juncional ligado à superfície de titânio por uma lâmina basal e hemidesmossomas. O epitélio juncional não queratinizado com 2 mm de comprimento tem apenas algumas camadas de células de espessura na porção apical e está separado do osso alveolar por 1 a 2 mm de tecido conjuntivo rico em colagénio. Esta "barreira biológica" de 3 a 4 mm, formada independentemente da espessura original da mucosa, protege a zona de osseointegração dos factores libertados pela placa e pela cavidade oral[72].

Forma-se um sulco à volta do implante e é revestido por epitélio sulcular. A profundidade de um sulco normal não inflamado ou minimamente inflamado em torno de um implante intraósseo ainda não foi determinada com exatidão, mas presume-se que se situe entre 1,5 e 2,0 mm. Os estudos sobre a profundidade do sulco e da bolsa em redor de dentes normais determinaram que a penetração da sonda, especialmente se existir inflamação, será interrompida pelas primeiras fibras de colagénio aderentes. Uma vez que estas não estão presentes à volta dos implantes, seria de esperar que a sonda atingisse medições mais profundas[73].

Ao contrário da gengiva à volta dos dentes, o compartimento de tecido conjuntivo entre o epitélio juncional e o osso alveolar, no implante, consiste num tecido conjuntivo semelhante a uma cicatriz, quase desprovido de estruturas vasculares, com maiores quantidades de colagénio e menos fibroblastos[6]. Devido à reduzida vascularização, os tecidos peri-implantares são mais vulneráveis a insultos patogénicos[7]. As fibras de colagénio não estão ligadas e correm paralelamente à superfície do implante, devido à falta de cemento. Esta é uma diferença importante entre os tecidos peri-implantares e os tecidos periodontais[6]. A barreira rica em fibroblastos junto à superfície de titânio tem uma elevada renovação celular, e os fibroblastos podem desempenhar um papel importante no estabelecimento e manutenção do selamento da mucosa. No entanto, a porção marginal da mucosa peri-implantar contém significativamente mais colagénio e menos fibroblastos do que o tecido gengival correspondente, o que pode indicar que a renovação do tecido na mucosa peri-implantar é menos rápida do que na gengiva. A espessura relativa do ligamento peri-implantar e o grau de celularidade são, em grande medida, o resultado da mobilidade geral do implante e da sua resistência ao desenvolvimento de uma síndrome semelhante à doença periodontal[74].

No caso dos implantes metálicos, a existência de um ligamento peri-implantar é universal. Segue a configuração completa do implante e a direção dos componentes fibrosos. O ligamento periimplantar tende a ser paralelo à superfície do implante.[74]

Mas, no caso dos implantes não metálicos, há um crescimento das camadas superficiais de colagénio e um tipo de anquilose de aposição direta do osso ao material do implante.[74]

A regeneração do osso alveolar à volta de um implante recentemente colocado depende de vários factores. Uma gestão cirúrgica menos adequada resulta frequentemente na remoção do excesso de osso alveolar, deixando espaço entre o implante e o local da cirurgia, o que encoraja o encapsulamento do implante através de uma faixa densa de tecido conjuntivo. A mobilidade também é um problema quando o local criado para o implante é maior do que o próprio implante[72].

Em modelos animais e em humanos, foi descrito o infiltrado inflamatório no tecido peri-implantar e a resposta à acumulação de placa bacteriana. Tal como na gengivite à volta dos dentes naturais, forma-se um infiltrado inflamatório no tecido conjuntivo em resposta à colonização microbiana da superfície de titânio. O infiltrado representa a resposta local do hospedeiro à acumulação bacteriana e prolifera na direção apical quando o tempo de acumulação de placa é prolongado. A mucosa peri-implantar é semelhante à gengiva ao redor dos dentes no que diz respeito à função e à resposta do hospedeiro à infeção[9]. Um infiltrado de células inflamatórias de igual tamanho e composição tem sido encontrado em tecidos clinicamente saudáveis da gengiva e na mucosa peri-implantar. Resultados de análises imunohistoquímicas e morfológicas mostram que células inflamatórias (por exemplo: neutrófilos, linfócitos, macrófagos e células plasmáticas) estão presentes[72].

A INTERFACE IMPLANTE-OSSO

A relação entre os implantes endósseos e o osso consiste num de dois mecanismos: a osseointegração, quando o osso está em contacto íntimo mas não ultra-estrutural com o implante, ou a integração fibrosa, em que tecidos moles como fibras e/ou células se interpõem entre as duas superfícies.[71]

Os defensores do sistema fibroso de retenção de implantes sugerem que a presença de um tecido colagénio denso entre o implante e o osso pode atuar como uma membrana osteogénica. No entanto, não existe um apoio alargado a este conceito.

Branemark e colaboradores descreveram a relação entre o titânio e o osso, para a qual cunharam o termo osseointegração, como "a ligação estrutural e funcional direta entre o osso ordenado e vivo e a superfície de um implante de suporte de carga". É chamada de "anquilose funcional" por Schroeder[1]. Ele afirma que há uma ausência de tecido conjuntivo ou qualquer tecido não ósseo na interface entre o implante e o osso. Um termo mais preciso, micro interlock, é utilizado na implantodontia ortopédica, onde o tecido e o implante são justapostos, proporcionando uma fixação bioinerte com porosidades superficiais, sulcos ou esferas. É importante notar que a osseointegração se refere ao contacto direto entre o osso e o implante ao nível do microscópio de luz. Para além disso, mesmo com esta definição, a osseointegração nunca ocorre em 100% da superfície do implante. Os casos de sucesso têm entre 30% e 95% da superfície do implante, medida por microscopia ótica, em contacto com o osso.[1]

Ao microscópio de luz, o osso parece estar em contacto direto com o implante. Devido ao seu excelente potencial regenerativo, observa-se que o osso cresce à volta das cristas e ranhuras dos implantes cilíndricos do tipo parafuso e através das aberturas dos implantes do tipo lâmina e cilindro oco. A remodelação do osso ocorre constantemente como parte da fisiologia normal do osso e continua a ocorrer após a colocação do implante.[2]

No entanto, os cortes histológicos da interface osso-implante são normalmente espessos (20 a 150Ü m) e não permitem uma visualização precisa da interface. Estas secções espessas têm sido o principal padrão de visualização da interface e podem ter levado à definição prematura da interface como osteointegrativa.[2]

Embora algumas investigações ultra-estruturais tenham relatado matriz mineralizada em contacto direto com o titânio sem a presença de qualquer camada amorfa[12], outras relataram a interposição de tecido conjuntivo.[2]

Os relatórios que utilizam a microscopia eletrónica convencional de transmissão e de alta tensão contradizem os resultados diretos entre osso e implante. Estes estudos sugeriram uma aproximação do tecido calcificado à superfície do implante, mas não encontraram provas conclusivas de quaisquer ossos moleculares entre a superfície de óxido metálico do titânio e o osso adjacente. Foi relatado que uma camada amorfa, sem células, variando em largura de 20 a 1000 nm e composta por glicosaminoglicanos e proteoglicanos, está interposta entre o osso e o titânio[73]. Pode também existir uma linha semelhante à lâmina limitante, com 50 nm de espessura, e uma camada de colagénio não calcificado adjacente à superfície do titânio. A mineralização completa é observada a apenas 2000 nm (2Dm) do metal.

A compatibilidade do osso e do titânio pode ser demonstrada pelo grande número de colónias de osso que crescem na liga de titânio, e quase nenhuma cresce no cobalto/crómio.

A microscopia eletrónica da interface osso-titânio utilizando esta técnica mostra que existe sempre tecido conjuntivo entre o implante e o osso. Um substrato adesivo rico em hidratos de carbono é invariavelmente encontrado no metal adjacente aos fibroblastos in vitro. In vivo, tal como in vitro, nunca se encontra osso em contacto direto com o titânio[74].

COMPARAÇÃO ENTRE ESTRUTURAS DE SUPORTE DE DENTES E IMPLANTES - LINDHE[4]

DENTES	IMPLANTE
Ligado ao osso por meio do cemento e do ligamento periodontal	Ligado ao osso b osseointegração
O epitélio juncional de um dente contém hemidesmossomas e lâmina basal.	Além disso, têm uma sub-lâmina lúcida zona na sua laminação basal para hemidesmossomas
13 grupos de fibras de colagénio perpendiculares a ela	Apenas se observam 2 grupos de fibras - grupo circular e grupo paralelo
Os tecidos são mais vasculares	Os tecidos são menos vasculares
A profundidade de sondagem de um dente saudável limita-se a 3 mm	O implante pode ter uma profundidade de sondagem de 2 a 5 mm

Epitélio Juncional: Tal como na dentição natural, o epitélio oral à volta dos implantes é contínuo com um epitélio sulcular que reveste a superfície interna do sulco gengival; a parte apical do sulco gengival é revestida por um epitélio juncional longo. O exame ultra-estrutural da ligação do epitélio juncional longo adjacente aos implantes dentários demonstrou que as células epiteliais se ligam com uma lâmina basal e hemidesmossomas[2].

Quando um dente é extraído, a JE é gradualmente substituída pelo epitélio oral (EO). O EO difere do EC em muitos aspectos: é queratinizado, enquanto o EC não é; a sua taxa de proliferação é significativamente mais baixa do que a do EC; e não tem um aparelho de fixação equivalente. Embora o OE contenha células estaminais, as suas taxas de renovação são muito diferentes das da JE.[75]

Tabela 5.1.1 Ligação epitelial à volta do implante

Autor e ano de publicação	Epitélio juncional à volta do dente/implante	Origem do epitélio juncional e suas caraterísticas
Iglhaut et al. (2014)	Implante	Origem do epitélio oral
Hashimoto et al. (1989)	Implante dentário endósseo de safira de cristal único implante carregado com stress funcional	As caraterísticas ultra-estruturais do epitélio juncional do implante eram quase idênticas às do epitélio juncional ligado aos dentes naturais. As células mais internas do epitélio juncional dos implantes estavam ligadas à superfície do implante através de estruturas semelhantes a lâminas basais (500-1000 A de espessura) e hemidesmossomas
Atsuta et al. (2005)	Um implante dentário de titânio	A Ln-5 contribui para a fixação do PIE à superfície de titânio e o PIE fixa-se ao titânio na porção apical da interface implante dentário-PIE
Atsuta et al. (2015)	Implantes dentários	O PIE desempenha uma função de fixação epitelial semelhante à do epitélio juncional e forma-se a partir do epitélio oral no prazo de 23 semanas após a implantação. O PIE tem uma capacidade de selagem funcional muito inferior à do epitélio juncional. Apesar de ter estruturas epiteliais muito semelhantes, a ligação PIE-implante é muito mais fraca do que a ligação epitélio juncional-esmalte.
Glauser et al. (2005)	Mini-implantes de uma só peça com superfície diferente	Foi observada a fixação do epitélio juncional à superfície do implante; enquanto que as fibras de colagénio e
	topografia na superfície distal aos implantes terapêuticos	Os fibroblastos do tecido conjuntivo de selagem estavam orientados paralelamente ao implante. A fixação epitelial foi mais curta nas superfícies oxidadas e gravadas com ácido em comparação com as superfícies maquinadas
Canullo et al. (2011)	Restaurações de implantes com troca de plataforma	O epitélio juncional apresentava infiltrados inflamatórios pequenos e localizados associados a fibras de colagénio mal orientadas e a um aumento da densidade microvascular
Watzak et al. (2006)	Três tipos diferentes de implantes após 1,5 anos de carga funcional sem higiene oral 1. Comercialmente puro titânio 2. intervalo de confiança 3. plasma de titânio pulverizado	Uma avaliação histomorfométrica da profundidade do sulco, dimensão do epitélio juncional e contacto com o tecido conjuntivo não resultou em diferenças significativas entre os três desenhos de

		implantes, nem na maxila nem na mandíbula.
Romanos et al. (2011)	Imediatamente carregado implantes	As dimensões do epitélio juncional permaneceram quase constantes.
Buser et al. (1992)	Implantes de titânio não submersos e sem carga	As células do epitélio juncional apresentavam frequentemente um núcleo alongado com menos heterocromatina e um nucléolo proeminente, um epitélio juncional semelhante ao dos dentes naturais.

Fixação do tecido conjuntivo à volta do implante e do osso2

A morfologia do tecido conjuntivo peri-implantar assemelha-se muito à da dentição natural, exceto no que diz respeito à ausência de ligamento periodontal, cemento e fibras de inserção. Não se encontram diferenças significativas a nível bioquímico entre os tecidos moles peri-implantares e periodontais , enquanto a dimensão do tecido conjuntivo peri-implantar é de 1 a 2 mm, o que é superior à do tecido conjuntivo periodontal. A zona de tecido conjuntivo supracrestal tem uma função importante na manutenção de uma interface de tecido mole estável com o implante e como vedante ou barreira para o ambiente oral "externo". A orientação das fibras do tecido conjuntivo adjacente a um implante difere da orientação das fibras do tecido conjuntivo periodontal. Na ausência de cemento e de fibras do tecido conjuntivo de inserção (ou seja, como num dente natural), a maioria das fibras do tecido conjuntivo peri-implantar correm numa direção mais ou menos paralela à superfície do implante. Mesmo quando os feixes de fibras estão orientados perpendicularmente, o que ocorre com mais frequência na gengiva do que na mucosa que circunda os implantes, os feixes nunca estão embutidos na superfície do implante. Os feixes de fibras também podem ter uma orientação circular tipo "cuff". O papel destas fibras permanece desconhecido, mas parece que a sua presença ajuda a criar um "selo" de tecido mole à volta do implante. A adaptação do tecido conjuntivo a uma superfície de implante também pode ser afetada pela mobilidade do tecido mole à volta do implante. O tecido conjuntivo em contacto direto com a superfície do implante é caracterizado por uma ausência de vasos sanguíneos e uma abundância de fibroblastos interpostos entre as fibras de colagénio. Vários estudos em animais e humanos demonstraram que os alinhamentos das fibras conjuntivas eram circulares e horizontais à volta dos implantes.

Tabela 5.1.2. Comparação das estruturas de suporte de dentes e implantes.

Estrutura	**Dente**	**Implante**
Ligação ao osso	Cimento, osso, periodonto	Osseointegração, óssea anquilose funcional
Epitélio juncional	Hemidesmossomas e lâmina basal (zonas de lâmina lúcida e lâmina densa)	Hemidesmossomas e lâmina basal (zonas de lâmina lúcida, lâmina densa e sublamina lúcida)
Tecido conjuntivo	12 grupos: seis inserir perpendicular ao dente superfícies ¿colagénio, f	Apenas dois grupos: fibras paralelas e circulares fibras; não

	fibroblastos	fixação à superfície do implante f colagénio, ¿fibroblastos
Largura biológica	2,04-2,91 mm	3,08 mm (inclui o sulco)
Vascularização	Maior; supraperiosteal e ligamento periodontal	Menos periósteo
Profundidade de sondagem	3 mm na saúde	2,5-5,0 mm (dependendo da profundidade do tecido mole anterior)
Hemorragia à sondagem	Mais fiável	Menos fiável

Absorção de choques[76] :

As forças encontradas na cavidade oral durante a função fisiológica têm uma vasta gama e devem ser bem conhecidas aquando da conceção e dos testes in vitro dos implantes dentários. As forças não fisiológicas também aparecem na maioria dos pacientes, com intensidades muito maiores do que as primeiras, o que também deve ser levado em consideração, a fim de evitar o fracasso do implante. Por exemplo, na região molar, podem ser desenvolvidas forças verticais entre 380 e 880 N, enquanto na área incisiva são consideravelmente menores (220 N ou menos). As forças laterais, em condições normais (dente correto, posição, ausência de anomalias dento-maxilares, ausência de parafunções, etc.) são de cerca de 20 N, dependendo da morfologia da superfície oclusal do dente e da angulação do dente. Nos implantes dentários, dependendo da sua posição e da restauração protética, as cargas laterais podem exceder 200 ou 300 N. Enquanto as forças verticais (de compressão) são bem toleradas pelo implante, as forças laterais (de cisalhamento) podem levar à falha do implante num curto espaço de tempo. Nos dentes, uma ligação semi-elástica

entre o dente e o osso (tecido periodontal), ao passo que, nos implantes, é conseguida uma ligação direta e relativamente rígida entre o osso e o implante, se tiver ocorrido uma cicatrização sem complicações. Por conseguinte, uma transmissão direta de forças no osso peri-implantar, sem qualquer elemento de absorção de choque, é consequência da carga do implante. Normalmente, isto pode ser conseguido através da capacidade de adaptação da arquitetura do osso peri-implantar às condições de carga variáveis. De acordo com Frost, dentro do intervalo de uma carga fisiológica, o osso sofre a sua renovação fisiológica. Em caso de sobrecarga ligeira, abaixo do limiar de microdanos do osso, os desvios de modelação podem começar a adicionar e/ou a remodelar o osso. Mas no caso de uma sobrecarga patológica, podem ocorrer fracturas ósseas e reabsorção óssea. Por estas razões, parece ser importante controlar as forças transmitidas na interface osso-implante. No entanto, a quantidade de carga definida como sobrecarga não foi quantificada porque a gama de adaptabilidade fisiológica do hospedeiro varia. A sobrecarga pode ser considerada como a quantidade de força que ultrapassa o potencial de adaptação do hospedeiro.

ETIOLOGIA

Uma doença inflamatória conhecida como peri-implantite afecta os tecidos à volta dos implantes dentários. Tem um impacto nos dentes normais semelhante ao da periodontite. Existem muitos elementos diferentes que contribuem para a etiologia complicada e multifacetada da peri-implantite. Seguem-se alguns dos principais factores de risco para o aparecimento da peri-implantite[77]:

1. **Factores microbianos[77] :** O biofilme bacteriano é um fator importante no desenvolvimento da peri-implantite, de acordo com os factores microbianos. A inflamação e a deterioração dos tecidos à volta do implante podem ser causadas por bactérias patogénicas presentes no biofilme. A Porphyromonas gingivalis, a Tannerella forsythia e o Treponema denticola são agentes patogénicos comuns que estão associados à periodontite.

Um conjunto de espécies bacterianas conhecidas como bactérias do "complexo vermelho" tem uma elevada correlação com o aparecimento de condições periodontais, como a peri-implantite. As bactérias do complexo vermelho estão entre os germes mais nocivos da cavidade oral e são cruciais para o aparecimento e desenvolvimento de várias doenças inflamatórias. Três espécies bacterianas distintas - Porphyromonas gingivalis, Tannerella forsythia e Treponema denticola - constituem o complexo vermelho. O mecanismo exato pelo qual estas bactérias contribuem para o desenvolvimento da peri-implantite é descrito abaixo:

- Porphyromonas gengivais (P. gingivalis)[77] -

Bactéria Gram-negativa, anaeróbia P. gingivalis. É um membro importante do complexo vermelho e frequentemente considerado como o membro mais patogénico das três espécies.

Uma variedade de caraterísticas de virulência desta bactéria permite-lhe infiltrar-se nos tecidos orais, escapar ao sistema imunitário e causar danos. Através das suas fímbrias, a P. gingivalis pode agarrar-se a superfícies, mesmo a implantes dentários, e infiltrar-se nas células do hospedeiro. A capacidade do organismo para identificar e eliminar a infeção é dificultada pela sua capacidade de controlar a resposta imunitária do hospedeiro.

A P. gingivalis contribui para a inflamação e impede os processos de reparação óssea, causando a deterioração dos tecidos periodontais, particularmente do osso alveolar que rodeia os dentes e os implantes.

- **Forsítia (T. forsythia) Tannerella[77] -**

A T. forsythia é um membro notável do complexo vermelho e outra bactéria anaeróbica gram-negativa. É bem conhecido que esta bactéria pode aderir a superfícies graças às proteínas na sua superfície. A T. forsythia gera enzimas que danificam os tecidos do hospedeiro e ajudam na deterioração dos tecidos. Além disso, pode causar uma reação inflamatória que agrava a infeção e prejudica os tecidos próximos.

- **Treponema denticola (T. denticola)[77] -**

As bactérias espiroquetas, como a T. denticola, movem-se rapidamente e têm uma forma espiralada. É um anaeróbio de complexo vermelho e outro anaeróbio gram-negativo. Esta bactéria participa na penetração e migração dos tecidos. A T. denticola gera enzimas que desmontam as proteínas da matriz extracelular, o que lhe permite penetrar mais profundamente nos tecidos. Além disso, pode colaborar com diferentes bactérias, como a P. gingivalis e a T. forsythia, para criar biofilmes complexos que são extremamente prejudiciais.

O efeito patogénico sinérgico que as bactérias do complexo vermelho produzem torna-as particularmente virulentas no contexto da peri-implantite. Ao colonizarem as superfícies dos implantes dentários e produzirem biofilmes, iniciam o processo da doença. Uma vez estabelecidas, estas bactérias provocam uma reação inflamatória nos tecidos circundantes, que, se não for tratada, resulta na destruição do osso de suporte e dos tecidos moles (como a gengiva e a
mucosa). A peri-implantite é caracterizada pela destruição da ligação do implante ao osso e pelo desenvolvimento de bolsas à volta do implante.

Um componente chave da prevenção e tratamento da peri-implantite é a regulação da proliferação e atividade das bactérias do complexo vermelho. Isto implica uma combinação de limpezas profissionais consistentes, hábitos de higiene oral corretos, produtos antibacterianos e, ocasionalmente, antibióticos por recomendação do dentista. O diagnóstico e o tratamento precoces são essenciais para abrandar a evolução da doença e proteger a integridade dos implantes dentários.

A etiologia da peri-implantite, uma doença que afecta os tecidos à volta dos implantes dentários, é fortemente influenciada por variáveis microbianas. A inflamação, os danos nos tecidos e a eventual falha do implante podem resultar da presença de bactérias patogénicas no biofilme peri-implantar. Segue-se uma explicação exaustiva dos elementos microbiológicos que contribuem para o desenvolvimento da peri-implantite[78]:

A) Formação de biofilme microbiano

- O biofilme dentário é uma comunidade complexa e organizada de microorganismos que aderem à superfície do implante. Estes microorganismos incluem bactérias, fungos e vírus.
- No ambiente oral, o biofilme microbiano pode formar-se no pilar do implante, no suporte do implante e em quaisquer componentes protéticos.

B) Bactérias patogénicas

- Embora existam muitos tipos diferentes de microrganismos na cavidade bucal de forma natural, alguns deles são mais prejudiciais e estão associados ao aparecimento de peri-implantite. O biofilme peri-implantar alberga frequentemente infecções periodontais comuns como Porphyromonas gingivalis, Tannerella forsythia e Treponema denticola. É bem sabido que estas bactérias podem causar danos nos tecidos e inflamação, o que é semelhante à forma como contribuem para a doença periodontal.

C) Reação inflamatória

- Podem ocorrer reacções inflamatórias quando estão presentes bactérias nocivas no biofilme periimplantar. Quando estas bactérias são identificadas pelo sistema imunitário como invasores estranhos, são libertados mediadores inflamatórios, incluindo citocinas e quimiocinas. As células imunitárias, incluindo os neutrófilos e os macrófagos, são atraídas para o local da inflamação. Estas células fazem um esforço para se livrarem dos agentes patogénicos, mas também podem causar danos involuntários nos tecidos.

D) Destruição dos tecidos

- À medida que a reação inflamatória se agrava, pode resultar na rutura dos tecidos, incluindo a deterioração dos tecidos moles (como a gengiva e a mucosa) e a perda do osso que suporta o implante. À semelhança das bolsas periodontais que rodeiam os dentes naturais, este dano tecidular pode levar à formação de bolsas à volta do implante, agravando a infeção.

E) Alteração da composição microbiana

- A composição microbiana do biofilme peri-implantar pode variar quando há danos nos tecidos e inflamação. Neste habitat alterado, podem florescer espécies bacterianas mais perigosas e agressivas, sustentando o processo de doença.

F) Acumulação de biofilme

- O desenvolvimento de biofilme bacteriano na superfície do implante é uma das dificuldades no tratamento da peri-implantite. Pode ser difícil erradicar este biofilme apenas com procedimentos de higiene dentária de rotina.

E) Resposta do hospedeiro

- As respostas imunológicas dos indivíduos podem afetar a sua suscetibilidade à peri-implantite e a gravidade da infeção. Algumas pessoas podem ser mais susceptíveis à peri-implantite devido a uma resposta inflamatória elevada ou a uma predisposição hereditária.

2. **Má higiene oral[79] :** A etiologia da peri-implantite, uma doença que afecta os tecidos à volta dos implantes dentários, é fortemente influenciada por uma má higiene oral. A eficácia a longo prazo dos implantes dentários depende da manutenção de hábitos de higiene oral adequados, uma vez que reduz a acumulação de biofilme bacteriano e a inflamação que pode causar a peri-implantite. Tal como os dentes naturais, os implantes dentários são propensos ao desenvolvimento de biofilme bacteriano. Uma população diversificada de microorganismos, que inclui bactérias, forma um biofilme na superfície do implante. O biofilme acumula-se no implante como resultado da má higiene dentária dos pacientes, gerando um ambiente rico em biofilme. As bactérias patogénicas, incluindo as que estão associadas à peri-implantite, como a Porphyromonas gingivalis, a Tannerella forsythia e a Treponema denticola, desenvolvem-se num ambiente rico em biofilme. É bem sabido que estas bactérias patogénicas podem causar danos nos tecidos e inflamação à volta dos implantes dentários. As bactérias patogénicas podem causar uma reação inflamatória nos tecidos próximos devido a uma má higiene oral. O sistema imunitário liberta mediadores inflamatórios, incluindo citocinas e quimiocinas, quando reconhece as bactérias como uma ameaça. Estes mediadores atraem células imunitárias para o local da infeção, incluindo neutrófilos e macrófagos, para a combater. A inflamação dos tecidos que rodeiam o implante pode provocar danos nos tecidos moles (gengiva e mucosa) e no osso de suporte.

À semelhança das bolsas periodontais que rodeiam os dentes naturais, a inflamação e os danos nos tecidos podem provocar a formação de bolsas à volta do implante. Estas bolsas são um problema porque acumulam mais bactérias e dificultam a capacidade dos doentes de limparem completamente a superfície do implante com a escovagem de rotina e o uso do fio dental. A composição microbiana do biofilme peri-implantar pode variar quando existe inflamação e lesão dos tecidos. Neste habitat alterado, podem florescer espécies bacterianas mais perigosas e agressivas. O osso de suporte pode sofrer uma deterioração grave quando a peri-implantite se agrava. A falha do implante pode resultar desta situação, o que pode causar a mobilidade do implante. A falha do implante dentário pode resultar na sua perda, necessitando de outros tratamentos dentários para o substituir. A peri-implantite avançada pode causar danos nos tecidos e inflamação que comprometem a saúde dos tecidos moles na área, o que terá impacto no aspeto geral e na funcionalidade do implante.

É fundamental praticar bons hábitos de higiene oral para prevenir a peri-implantite. A importância de manter uma higiene oral adequada, incluindo uma escovagem consistente, o uso de fio dentário e a utilização de enxaguamentos antimicrobianos, deve ser explicada minuciosamente aos pacientes que têm implantes dentários. Para garantir que o implante e os tecidos circundantes permanecem saudáveis, devem também ser submetidos a limpezas e avaliações profissionais de rotina por um especialista dentário.

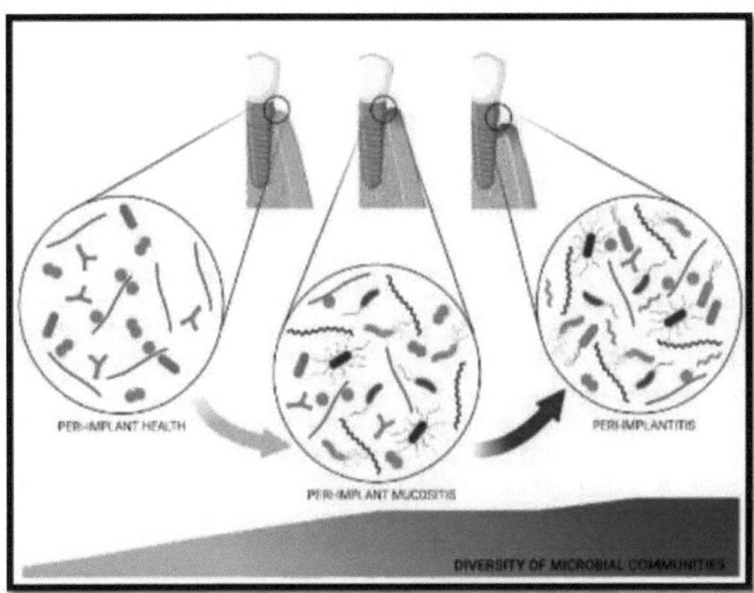

Fig 5.2.1 O aumento da diversidade microbiana dos biofilmes submucosos durante a transição da saúde para a mucosite peri-implantar e depois para a peri-implantite.

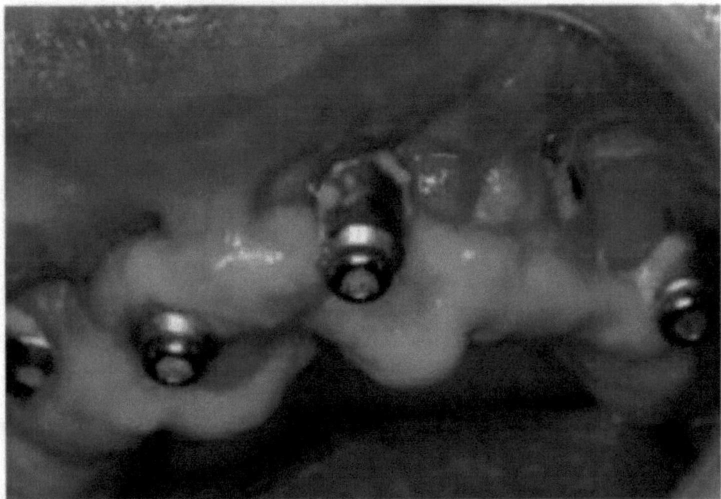

Fig. 5.2.2 O fraco cumprimento das medidas de higiene oral por parte dos pais

3. **Tabagismo**[80]: A etiologia da peri-implantite, uma doença que afecta os tecidos em redor dos implantes dentários, é significativamente influenciada pelo tabagismo. O tabagismo aumenta a probabilidade de problemas e fracasso dos implantes e é um fator de risco reconhecido para a peri-implantite. Segue-se uma descrição exaustiva da forma como o tabagismo contribui para o aparecimento da peri-implantite:

Comprometimento da resposta imunitária

O sistema imunitário é afetado quando se fuma. Torna o corpo menos capaz de combater as infecções e reagir a situações inflamatórias. Os fumadores têm uma resposta imunitária diminuída ao biofilme bacteriano e aos estímulos inflamatórios à volta dos implantes dentários, aumentando a suscetibilidade a infecções.[80]

Redução do fornecimento de oxigénio e sangue

Fumar tem efeitos vasoconstritores, o que significa que encolhe os vasos sanguíneos e reduz o fluxo sanguíneo para uma variedade de tecidos do corpo, incluindo os tecidos da boca. A redução do fluxo sanguíneo faz com que os tecidos peri-implantares recebam menos oxigénio, o que dificulta a capacidade do corpo para recuperar e reparar os tecidos lesionados. Fumar reduz a capacidade dos tecidos peri-implantares, já danificados, de reparar e de se defenderem de infecções.[81]

Alteração da resposta inflamatória

Os mediadores inflamatórios são produzidos de forma diferente em resposta ao tabagismo. Os níveis de citocinas pró-inflamatórias são frequentemente mais elevados nos fumadores, o que pode resultar numa inflamação persistente e de baixo grau. Semelhante ao processo observado nas doenças periodontais, esta inflamação persistente pode contribuir para a deterioração dos tecidos moles (gengiva e mucosa) e para a perda de osso de suporte à volta dos implantes dentários.[81]

Aumento da colonização bacteriana

Fumar pode alterar a microbiota da boca, promovendo o desenvolvimento de microorganismos nocivos específicos. Os ambientes orais dos fumadores podem ter maior probabilidade de incluir bactérias causadoras de peri-implantite, tais como Porphyromonas gingivalis, Tannerella forsythia e Treponema denticola. A produção de biofilme à volta dos implantes dentários e o aparecimento de peri-implantite são mais prováveis devido à presença destas bactérias patogénicas.[81]

Atraso na cicatrização de feridas

O tabagismo impede a cicatrização de feridas, o que é importante para a primeira integração dos implantes dentários no maxilar. A mobilidade dos implantes e o aparecimento de peri-implantite são ambos riscos acrescidos devido a uma osteointegração inadequada e a uma cicatrização retardada ou prejudicada das feridas.[80]

Aumento das complicações

Os fumadores são mais propensos a encontrar problemas durante e imediatamente após a operação de colocação de implantes dentários. Estes problemas podem abrir caminho para o desenvolvimento de peri-implantite.[81]

Impacto na manutenção

Os fumadores têm frequentemente mais dificuldade em praticar uma boa higiene dentária. Fumar pode causar xerostomia, ou boca seca, o que diminui a capacidade da boca para se limpar naturalmente. Os fumadores podem ter os dentes descolorados e os sentidos do paladar e do olfato diminuídos, o que pode diminuir o seu desejo de praticar uma boa higiene dentária.

É fundamental que os fumadores compreendam o risco elevado de peri-implantite e de outros problemas de saúde oral. Como primeiro passo essencial na prevenção da peri-implantite, os especialistas em medicina dentária aconselham frequentemente os fumadores a abandonarem o hábito. Os implantes dentários em fumadores também devem ser monitorizados de perto, limpos profissionalmente com regularidade e devem ser seguidas práticas de higiene oral cuidadosas.[81]

4. **História de periodontite**[79]: Uma história de periodontite é um fator de risco significativo na etiologia da peri-implantite, uma condição que afecta os tecidos que rodeiam os implantes dentários. A relação entre a periodontite e a peri-implantite é complexa, e a compreensão da forma como um historial de periodontite contribui para o desenvolvimento da peri-implantite envolve vários factores importantes:

Factores de risco comuns

A periodontite e a peri-implantite partilham factores de risco comuns, tais como má higiene oral, tabagismo, condições de saúde sistémicas e predisposição genética. Estes factores de risco tornam os indivíduos que tiveram periodontite mais susceptíveis à peri-implantite.

Presença de bactérias patogénicas

A periodontite é caracterizada pela presença de bactérias patogénicas que causam inflamação e destruição dos tecidos à volta dos dentes naturais. Estas bactérias patogénicas, como a Porphyromonas gingivalis, a Tannerella forsythia e a Treponema denticola, podem persistir na cavidade oral e afetar os implantes dentários em pacientes com um historial de periodontite. As mesmas bactérias que causaram a periodontite podem colonizar a superfície do implante e levar à peri-implantite se a higiene oral e outras medidas preventivas não forem adequadamente mantidas.

Resposta imunitária

Os indivíduos com um historial de periodontite podem ter uma resposta imunitária alterada, tornando-os mais susceptíveis a condições inflamatórias como a peri-implantite. A inflamação crónica associada à periodontite pode levar a alterações no sistema imunitário, afectando a capacidade do organismo para responder a infecções e controlar a inflamação.

Bolsas periodontais residuais

A periodontite pode levar à formação de bolsas periodontais, espaços profundos entre os dentes e as gengivas onde se acumulam bactérias. Mesmo após um tratamento periodontal bem sucedido, estas bolsas podem persistir. As bolsas periodontais residuais podem servir de reservatório para bactérias patogénicas e uma fonte potencial de reinfeção à volta dos implantes dentários.

Alteração da anatomia óssea

Em casos de periodontite avançada, a perda de osso alveolar de suporte à volta dos dentes naturais pode criar uma anatomia óssea alterada nas proximidades dos implantes dentários. Esta anatomia óssea alterada pode afetar a estabilidade dos implantes e a forma como estes interagem com os tecidos circundantes, aumentando potencialmente o risco de peri-implantite.

Proximidade dos dentes afectados

Os implantes dentários são frequentemente colocados muito perto de dentes naturais afectados por periodontite. Esta proximidade pode aumentar a probabilidade de contaminação cruzada, com as bactérias a migrarem dos dentes doentes para o local do implante.

Factores genéticos

Alguns indivíduos podem ter uma predisposição genética que os torna mais susceptíveis tanto à periodontite como à peri-implantite.

Tanto os pacientes como os médicos dentistas devem estar conscientes da relação entre a peri-implantite e um historial de periodontite, de modo a garantir o sucesso a longo prazo dos implantes dentários nestas pessoas.

5. **Factores sistémicos**[82]: A etiologia da peri-implantite, uma doença que afecta os tecidos à

volta dos implantes dentários, pode ser grandemente influenciada por causas sistémicas ou condições de saúde sistémicas. Estes factores sistémicos aumentam a probabilidade de inflamação e infeção em redor dos implantes dentários, enfraquecem o sistema imunitário e dificultam a recuperação dos tecidos.

- **Diabetes**

A deficiência do metabolismo da glicose caracteriza a diabetes, uma doença sistémica. A peri-implantite é mais suscetível de afetar pessoas com diabetes. A capacidade do sistema imunitário para combater infecções e a capacidade do corpo para se reparar a si próprio podem ser prejudicadas por níveis elevados de açúcar no sangue. Isto aumenta o risco de infecções bacterianas em pessoas com diabetes, especialmente as que envolvem implantes dentários.

A diabetes mal controlada está associada a casos mais graves de peri-implantite, uma vez que os níveis elevados de açúcar no sangue podem favorecer os danos nos tecidos e a inflamação.

- **Imunossupressão**

A capacidade do sistema imunitário para combater infecções pode ser enfraquecida por uma série de doenças sistémicas e medicamentos, incluindo medicamentos imunossupressores como os corticosteróides e algumas terapias contra o cancro, doenças auto-imunes como o VIH/SIDA e corticosteróides.

Sistemas imunitários mais fracos tornam as pessoas mais susceptíveis a infecções bacterianas e podem aumentar a probabilidade de desenvolver peri-implantite.

- **Doenças auto-imunes**

A artrite reumatoide e o lúpus eritematoso sistémico são dois exemplos de doenças auto-imunes que podem ter um impacto global negativo no sistema imunitário e aumentar a probabilidade de desenvolver peri-implantite. Em pessoas com doenças auto-imunes, a reação do sistema imunitário a ataques bacterianos perto de implantes dentários pode mudar.

- **Osteoporose**

A redução da densidade óssea é um sintoma da doença sistémica osteoporose. Ao enfraquecer o osso que suporta os implantes dentários, pode aumentar a sua suscetibilidade a problemas como a peri-implantite.

Certos medicamentos para a osteoporose (bifosfonatos) podem alterar a remodelação do osso à volta dos implantes dentários e aumentar o risco de problemas.

- **Outras doenças sistémicas**

Várias condições sistémicas, como as doenças cardiovasculares, a hipertensão e a obesidade, podem ter um impacto indireto no desenvolvimento da peri-implantite através dos seus efeitos na saúde geral e na função imunitária.

6. **Implantes ou próteses mal concebidos**[83]: A etiologia da peri-implantite, uma doença que afecta os tecidos à volta dos implantes dentários, pode ser atribuída a implantes ou próteses mal concebidos. O tipo de implante, as caraterísticas da sua superfície e os elementos protéticos dos implantes dentários podem afetar o risco de peri-implantite.

Caraterísticas da superfície do implante

Os implantes dentários podem ter superfícies com uma variedade de texturas, incluindo superfícies lisas ou rugosas. A adesão bacteriana e o desenvolvimento de biofilme podem ser influenciados pelas propriedades da superfície de um implante.

Em comparação com as superfícies lisas, as superfícies rugosas podem encorajar uma maior aderência bacteriana e a acumulação de biofilme. Por conseguinte, a peri-implantite e a formação de biofilme podem ser mais prováveis de ocorrer em implantes mal concebidos com superfícies rugosas.[83]

Composição do material

O desempenho dos implantes dentários também pode ser afetado pelo material de que são feitos. Devido à sua biocompatibilidade, o titânio é frequentemente utilizado para implantes dentários, embora outros materiais possam ser menos adequados.

As reacções desfavoráveis do hospedeiro e o desenvolvimento de peri-implantite podem ser causados por implantes mal concebidos e construídos com materiais que não se integram bem com os tecidos circundantes.[84]

Colocação inadequada do implante

A colocação cirúrgica dos implantes dentários é um fator crítico para o seu sucesso a longo prazo. Uma má colocação do implante, incluindo uma angulação ou profundidade incorrectas, pode levar a problemas como complicações mecânicas, aumento das forças sobre o implante e dificuldades em manter uma higiene oral adequada. A colocação inadequada do implante pode contribuir para o trauma dos tecidos e inflamação, criando um ambiente propício à peri-implantite.[85]

Componentes protéticos

Os componentes protéticos, incluindo os pilares e as coroas, são parte integrante do sistema global de implantes. As próteses mal concebidas ou mal ajustadas podem criar espaços que retêm partículas de alimentos e promovem a formação de biofilme.

Quando os componentes protéticos não se encaixam corretamente ou são difíceis de limpar, podem levar a um aumento da colonização bacteriana e ao desenvolvimento de peri-implantite.[85]

Pressões inadequadamente distribuídas durante a mastigação (mastigação) podem fazer com que um implante e os tecidos circundantes sejam sujeitos a uma quantidade excessiva de tensão se o implante for mal concebido.

Como resultado dos micro-movimentos, da perda óssea e da falha do implante provocada pelo stress mecânico excessivo sobre o implante, pode desenvolver-se peri-implantite[83].

Falta de uma gestão adequada dos tecidos moles

A gestão correta dos tecidos moles, incluindo a mucosa queratinizada adequada, é essencial para manter a saúde dos implantes dentários. Os implantes mal concebidos podem não permitir o estabelecimento de uma mucosa queratinizada adequada à volta do implante, tornando os tecidos circundantes mais susceptíveis a infecções e inflamações.

É necessário um planeamento cuidadoso, uma seleção adequada dos implantes e procedimentos cirúrgicos e protéticos rigorosos para evitar a peri-implantite causada por implantes ou próteses construídos de forma inadequada. Para conceber e colocar implantes com probabilidade de sucesso a longo prazo, os especialistas em medicina dentária têm de ter em conta as exigências específicas do paciente, a situação da saúde oral e considerações sistémicas.[85]

7. **Factores Oclusais[86]:** A etiologia da peri-implantite, uma doença que afecta os tecidos à volta dos implantes dentários, pode incluir variáveis oclusais. As forças exercidas durante a mastigação e a mordida, bem como as interações entre os implantes dentários e as suas restaurações (coroas, pontes ou próteses), são todas variáveis oclusais. A peri-implantite pode ocorrer como resultado de variáveis oclusais mal controladas, que também podem causar problemas à volta dos implantes dentários.

Forças excessivas

Os implantes dentários foram concebidos para suportar as forças funcionais que ocorrem quando se morde e mastiga. No entanto, um implante pode apresentar problemas mecânicos se forem utilizadas forças elevadas. Os micromovimentos do implante podem ser provocados por tensões excessivas, o que pode resultar em perda óssea e falha do implante. Estes movimentos podem deixar espaços onde se pode acumular biofilme bacteriano, aumentando a possibilidade de desenvolvimento de peri-implantite.

Sobrecarga do implante

A sobrecarga do implante ocorre quando as forças aplicadas a um implante excedem a sua capacidade de suportar essas forças. Isto pode acontecer quando as forças de mordida não são distribuídas uniformemente entre os implantes ou quando a restauração protética é mal concebida.

A sobrecarga do implante pode levar à reabsorção óssea e ao desenvolvimento de trauma oclusal, o que pode contribuir para a peri-implantite.

Parafunção

Os hábitos parafuncionais, como o ranger de dentes (bruxismo) ou o cerramento, podem resultar em forças excessivas sobre os implantes dentários.

Em indivíduos com hábitos parafuncionais, o implante e as suas estruturas de suporte são sujeitos a forças irregulares e intensas, o que pode levar a complicações, incluindo a mobilidade do implante e a peri-implantite.

Desequilíbrio na oclusão

Os desequilíbrios oclusais ocorrem quando a oclusão (a forma como os dentes superiores e inferiores se juntam) não está corretamente ajustada ou quando existem problemas com a restauração protética. Uma mordida incorrecta pode causar sobrecarga em implantes específicos, levando a traumas localizados e potenciais complicações.

Falta de ajustes oclusais

Após a colocação de um implante dentário ou da sua restauração, é essencial assegurar que a oclusão está corretamente ajustada. Isto implica verificar os contactos entre os dentes superiores e inferiores e fazer as modificações necessárias. Sem os devidos ajustes oclusais, as forças aplicadas ao implante podem ser desiguais, levando a complicações ao longo do tempo.

Conceção de próteses

O desenho da prótese sobre implantes, incluindo o material, os contornos e a forma como se encontra com os dentes opostos, pode afetar a forma como as forças são distribuídas. As próteses mal concebidas podem não distribuir uniformemente as forças durante a mastigação e podem colocar uma tensão excessiva em determinadas áreas, levando potencialmente a complicações.

Gestão do bruxismo

Os indivíduos com bruxismo correm um risco acrescido de peri-implantite devido às forças excessivas que exercem. As estratégias de gestão do bruxismo, como as talas oclusais ou os protectores noturnos, são essenciais para proteger os implantes dentários destas forças destrutivas.

Para que os implantes dentários sejam bem sucedidos a longo prazo, é crucial um controlo oclusal adequado. Os médicos dentistas devem avaliar cuidadosamente a oclusão do paciente, efetuar os ajustes de mordida necessários e oferecer sugestões para lidar com os comportamentos parafuncionais.

8. **Genética**[85] : Os factores genéticos podem desempenhar um papel na etiologia da peri-implantite, uma condição que afecta os tecidos que rodeiam os implantes dentários. Estes

factores genéticos podem influenciar a suscetibilidade de um indivíduo a infecções, respostas inflamatórias e cicatrização de tecidos, sendo todos eles críticos no desenvolvimento e progressão da peri-implantite.

Resposta imunitária

As variações genéticas podem influenciar a resposta imunitária de um indivíduo. Alguns indivíduos podem ter um sistema imunitário mais robusto, que é eficaz no reconhecimento e resposta a infecções e inflamações. Outros podem ter uma resposta imunitária mais fraca, tornando-os mais susceptíveis a infecções, incluindo as que ocorrem em torno dos implantes dentários.

Os polimorfismos genéticos em genes relacionados com o sistema imunitário podem afetar a libertação de mediadores inflamatórios, tais como citocinas e quimiocinas, que desempenham um papel crucial na resposta imunitária ao biofilme bacteriano e às infecções.[88]

Cicatrização de tecidos

Os factores genéticos também podem influenciar a capacidade de cicatrização e regeneração dos tecidos de um indivíduo. O processo de cicatrização é fundamental no tratamento da peri-implantite, uma vez que envolve a reparação dos tecidos moles danificados e o restabelecimento da barreira contra a infiltração bacteriana. As variações genéticas podem afetar a taxa e a eficácia da cicatrização dos tecidos. Os indivíduos com predisposições genéticas que levam a uma cicatrização mais lenta ou menos eficiente podem ser mais susceptíveis à progressão da peri-implantite.

Metabolismo do colagénio

Os factores genéticos podem influenciar o metabolismo do colagénio, um componente importante dos tecidos conjuntivos que envolvem os implantes dentários. O colagénio é crucial para a estabilidade dos tecidos moles e para a fixação do implante ao osso circundante. As variações genéticas no metabolismo do colagénio podem afetar a força e a integridade dos tecidos peri-implantares. Um suporte de colagénio enfraquecido pode contribuir para o desenvolvimento de peri-implantite.

Microbiota oral

A composição da microbiota oral também pode ser influenciada por factores genéticos. Alguns indivíduos podem albergar espécies bacterianas específicas na sua boca, o que os pode tornar mais ou menos susceptíveis à peri-implantite. Os factores genéticos podem ter impacto no equilíbrio das bactérias orais benéficas e patogénicas, afectando a colonização da superfície do implante por bactérias que contribuem para a peri-implantite.

Sinalização inflamatória

As variações genéticas nas vias de sinalização inflamatória podem alterar a resposta do corpo à infeção e à inflamação. Alguns indivíduos podem ter polimorfismos genéticos que conduzem a uma resposta inflamatória hiperactiva ou prolongada, o que pode exacerbar a destruição dos tecidos associada à peri-implantite.

Densidade óssea e metabolismo

Os factores genéticos podem afetar a densidade óssea e o metabolismo de um indivíduo. As alterações na densidade e metabolismo ósseos podem influenciar o risco de perda óssea à volta dos implantes dentários. Os indivíduos com predisposições genéticas para uma menor densidade óssea ou um metabolismo ósseo alterado podem ser mais vulneráveis a complicações associadas à peri-implantite.

FACTORES DE RISCO

Atualmente, a utilização de implantes dentários revolucionou o tratamento de pacientes parcial e totalmente desdentados. Os implantes tornaram-se uma abordagem de tratamento para gerir uma vasta gama de dilemas clínicos devido ao seu elevado nível de previsibilidade e à sua capacidade de serem utilizados para uma grande variedade de opções de tratamento. Apesar de, em muitos casos, os implantes dentários terem alcançado sucesso a longo prazo, não estão imunes a complicações associadas a um planeamento de tratamento inadequado, execução cirúrgica e protética, falha de material e manutenção. Incluídas nestas últimas estão as complicações biológicas da mucosite peri-implantar e da peri-implantite, condições inflamatórias nos tecidos moles e duros dos implantes dentários[113].

A gestão das doenças não transmissíveis consiste fundamentalmente na gestão dos riscos e dos factores de risco, tanto modificáveis como não modificáveis, para evitar o início ou a progressão da doença. Um fator de risco é uma variável conhecida que tem um efeito prejudicial direto ao reforçar o processo de doença ou ao aumentar a probabilidade de desenvolvimento de uma doença[112].

Foram identificados vários factores de risco que podem levar ao estabelecimento e progressão da mucosite peri-implantar e da peri-implantite. Seguem-se alguns desses factores:

Infeção periodontal prévia[113] :

A doença periodontal tem sido fortemente associada à peri-implantite. A periodontite ativa nos dentes adjacentes é também considerada um preditor de periimplantite futura. Os doentes periodontalmente comprometidos têm o dobro do risco de desenvolver peri-implantite em comparação com indivíduos saudáveis. Além disso, aqueles com uma história de periodontite agressiva generalizada são 5 vezes mais propensos a falhar o implante e 14 vezes mais susceptíveis à peri-implantite, em comparação com controlos saudáveis. Felizmente, foi demonstrado que o tratamento bem sucedido da doença periodontal antes da colocação do implante reduz o risco de peri-implantite, pelo que é considerado uma parte inicial essencial do plano de tratamento global.

Os estudos indicaram que, embora a taxa de sobrevivência do implante possa não ser afetada pela história periodontal, a peri-implantite foi um achado mais frequente em pacientes com história de periodontite. Os resultados destes estudos, apesar de mostrarem uma correlação positiva, podem ser influenciados por heterogeneidades no perfil dos pacientes e nos desenhos dos trabalhos de investigação incluídos.

Fraco controlo da placa bacteriana/incapacidade de limpeza[118] :

A higiene oral desempenha um papel fundamental na taxa de sobrevivência dos implantes. A higiene dos implantes e das próteses suportadas por implantes deve ser mantida com cuidados diários em casa e com a adesão do doente a um programa de manutenção de apoio.

O desenho da prótese sobre implantes pode obviar a capacidade do doente para limpar mecanicamente o local com escovas, escova interdentária e fio dentário. Isto pode estar relacionado com o posicionamento do implante e com a satisfação das expectativas do doente em termos de estética, fonética e função. Além disso, o desenho da prótese também pode impedir a avaliação clínica com sondagem e procedimentos adequados de cuidados em casa. Estas preocupações devem ser tidas em conta nas decisões protéticas para facilitar a higiene oral diária. Embora a supraestrutura da prótese, se for aparafusada, possa ser removida para facilitar a avaliação, o mesmo não se pode dizer dos cuidados domiciliários do paciente. Cabe aos médicos dentistas educar o doente no controlo adequado da placa bacteriana e assegurar o estabelecimento de uma manutenção periodontal regular. Isto ajudará a avaliar a adequação dos esforços de remoção da placa bacteriana e a intervir o mais cedo possível se forem detetados problemas[118].

Ao analisar a importância da conformidade e da higiene oral, é relevante recordar o papel dos fungos como a cândida. As espécies de Candida podem ser encontradas nos seres humanos como leveduras comensais. Na cavidade oral, a mucosa bucal é o reservatório mais importante. Em pessoas que usam próteses dentárias, a prótese pode favorecer a colonização da cavidade oral por cândida. Além disso, estas espécies podem ser encontradas no biofilme subgengival, onde podem co-agregar-se com bactérias e aderir às células epiteliais. O papel da Candida albicans na peri-implantite foi investigado num estudo in vitro que examinou a virulência das espécies de candida em biofilmes de espécies mistas sobre titânio. Os biofilmes de Candida albicans contendo estreptococos mostraram uma regulação positiva significativa de diferentes factores de virulência (ALS3, HWP1, SAP2, SAP6) e um aumento da produção de hifas em comparação com os biofilmes de C. albicans isolados. Os biofilmes contendo C. albicans e Porphyromonas gingivalis mostraram uma regulação negativa de alguns genes de virulência e a produção de hifas diminuiu. Em contraste, um biofilme misto contendo C. albicans, estreptococos e P. gingivalis mostrou uma regulação positiva de ALS3, SAP2 e SAP6. Este biofilme misto também se caracterizou por um aumento da produção de hifas.

Para prevenir a peri-implantite, a adesão do paciente, incluindo o controlo da placa bacteriana e o acompanhamento dentário, tem de ser suficiente. Consequentemente, devem ser tomadas precauções com a inclusão de pacientes tratados com implantes dentários. Todos os potenciais factores de risco devem ser considerados e reflectidos. Deve ser estabelecido um programa específico de recolha, individual para cada paciente, para proporcionar cuidados profissionais e para detetar e prevenir o desenvolvimento de doenças peri-implantares. Parece que os pacientes que cumprem os primeiros anos de cuidados de manutenção programados tendem a continuar com a terapia periodontal de suporte a longo prazo. Isto é assegurado por melhorias na comunicação e motivação do paciente no final da terapia ativa. Assim, antes do tratamento, a terapia periodontal de suporte deve ser apresentada como uma parte essencial e necessária da terapia com implantes e os benefícios devem ser realçados.[118]

Ioannis K Karoussis et al[116] efectuaram, aplicando uma metodologia sistemática, uma revisão abrangente e crítica dos estudos prospectivos publicados em inglês até agosto de 2006, inclusive, relativamente ao prognóstico a curto prazo (<5 anos) e a longo prazo (>5 anos) dos implantes osseointegrados colocados em pacientes parcialmente edêntulos periodontalmente comprometidos. Concluiu-se que não existem diferenças estatisticamente significativas na sobrevivência dos implantes a curto e a longo prazo entre pacientes com uma história de periodontite crónica e indivíduos periodontalmente saudáveis. Os pacientes com um historial de periodontite crónica podem apresentar uma profundidade de bolsa de sondagem significativamente maior a longo prazo, perda óssea marginal peri-implantar e incidência de implantite peri- em comparação com indivíduos periodontalmente saudáveis.[117]

Andrea Roccuzzo et al (2022)[118] Interpretou a principal conclusão no que diz respeito aos cuidados periodontais de apoio (SPC), particularmente em pacientes com um historial de periodontite, foi fundamental para alcançar uma elevada sobrevivência de implantes e dentes a longo prazo (ou seja, 20 anos).

Fumo[120] :

Foram utilizadas as definições padrão do National Health Interview Survey do U.S. Public Health Service (NHIS)16 para o tabagismo atual, que avalia o tabagismo ao longo da vida >100 cigarros; os fumadores foram divididos em quatro grupos.

Os efeitos adversos do tabaco sem combustão nos tecidos periodontais e peri-implantares são

comparáveis aos do consumo de cigarros. Profundidades de sondagem mais profundas e graus mais elevados de perda óssea peri-implantar foram encontrados em fumadores de cigarros e utilizadores de tabaco sem combustão, em comparação com os não utilizadores de tabaco.[122]
O mecanismo pelo qual o tabaco afecta a osseointegração e a sobrevivência dos implantes permanece parcialmente desconhecido. No entanto, as falhas dos implantes ocorrem geralmente devido à deposição de tecido fibroso na interface osso-implante. Imediatamente após a colocação do implante, forma-se o coágulo entre o implante e o tecido ósseo. Dependendo das condições locais e da presença de estabilidade primária do implante, as células mesenquimatosas pluripotentes diferenciam-se em osteoblastos e formam-se tecidos ósseos. O recrutamento de pré-osteoblastos, a sua ancoragem, adesão, disseminação, proliferação e diferenciação em osteoblastos, que segregam matriz extracelular para calcificação na superfície do implante durante a osteointegração, é sensível aos efeitos locais e sistémicos da nicotina e de outros componentes associados do cigarro. As nitrosaminas, os aldeídos, o monóxido de carbono, o dióxido de carbono, o amoníaco e o benzeno são componentes do cigarro que podem afetar o processo de cicatrização óssea.[121]
O principal componente dos cigarros é a nicotina, que pode ser detectada no plasma (4-73 ng/mL), na saliva (1,6-96 mg/mL) e no fluido crevicular gengival (concentração quase 300 vezes superior à encontrada no plasma). A nicotina reduz a atividade osteoblástica, afectando a quantidade de colagénio disponível para formar a matriz extracelular. A ativação dos canais de cálcio dependentes da voltagem pela nicotina pode modular o metabolismo ósseo através de alterações nos níveis intracelulares de iões de cálcio. A nicotina pode também induzir a obstrução microvascular, que resulta em isquémia. Também diminui a proliferação de células sanguíneas com redução direta do fluxo sanguínco e de nutrientes para a área de cicatrização após a inserção do implante. Especulou-se que, apesar do facto de a nicotina ter uma expressão mínima no contexto da cirurgia de implantes dentários, o seu efeito na falha precoce dos implantes está possivelmente associado a este efeito vasoconstritor.
A depressão do sistema imunitário e o papel na osteoclastogénese pela ação da nicotina afectam diretamente a resposta imunitária e causam um aumento da suscetibilidade a infecções na área periimplantar. Esta consequência deve-se provavelmente à inibição da proliferação e da função das células B e T. Algumas evidências também sugerem um padrão modificado de importantes moduladores da inflamação e do metabolismo do tecido ósseo em indivíduos fumadores quando estão presentes doenças periimplantares

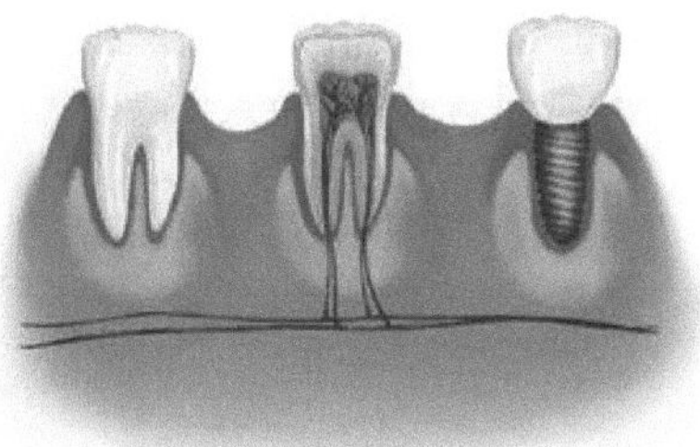

Fig 5.3.1 Fumar aumenta a atividade da arginase na saliva, tornando os fumadores mais susceptíveis à infeção.

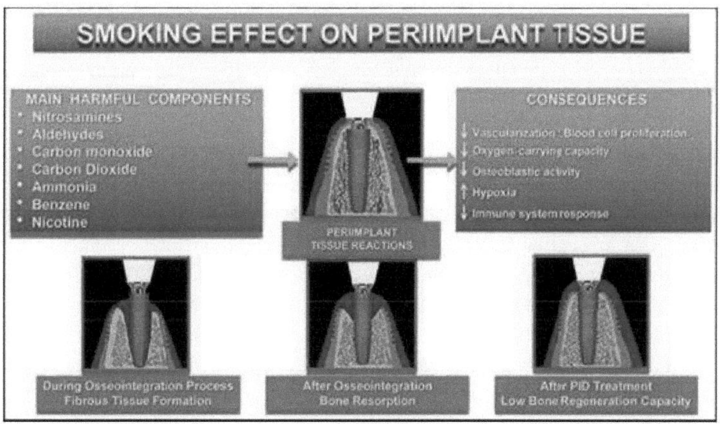

Fig. 5.3.2 Descrição dos principais componentes químicos nocivos que afectam os tecidos periimplantares, causando depleção da vascularização, capacidade de transporte de oxigénio, atividade osteoblástica e resposta do sistema imunitário, durante e após a osteointegração e em casos de tratamento de doenças periimplantares.

Restaurações protéticas

As restaurações protéticas estão associadas a doenças peri-implantares. Existem três tipos de conexões de pilares de implantes: platform-switched, butt-joint e sem interface.[125] Pode ocorrer uma perda óssea de aproximadamente 1,5 a 2,0 mm com conexões butt-joint devido ao micro gap, que é suficientemente largo para a penetração e colonização bacteriana. Embora a troca de plataforma previna ou reduza a perda óssea marginal,[126] conexões contaminadas podem causar peri-implantite e falha do implante ao longo do tempo. Para além disso, um perfil de restauração convexo cria um risco adicional para os implantes ao nível do osso.[127]

O cimento retido deixado na superfície do implante após a cimentação da coroa é um risco potencial para a peri-implantite porque o cimento retido tem um efeito adverso nos tecidos peri-implantares.[128] A posição do implante, como demasiado apical ou angulada, e uma coroa demasiado contornada, afectam negativamente a acessibilidade para remover o excesso de cimento do espaço subgengival. Um implante esplintado a um implante adjacente mesial e distal tem um maior risco de peri-implantite.[129] O cimento causa rugosidade, favorece a fixação bacteriana e reacções de corpo estranho, resultando em peri-implantite. A remoção do cimento resulta na resolução da inflamação em poucos dias a semanas e pode ser efectuada através de um procedimento fechado (endoscópio dentário) ou de um retalho cirúrgico aberto . Assim, para reduzir o risco de doença peri-implantar associada ao excesso de cimento, recomenda-se que a margem da coroa esteja ao nível da margem da mucosa, proporcionando acesso suficiente e maturação dos tecidos moles, e que seja efectuada uma avaliação de acompanhamento precoce após a colocação da restauração.

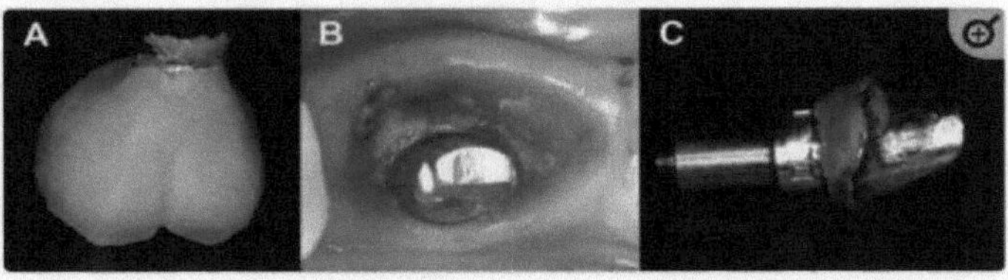

5.3.2. Cimento retido resulta em peri-implantite: (**A**) cimento retido na margem da coroa e excesso de cimento no tecido inflamado peri-implantar, e (**B**) excesso de cimento ao redor do pilar.[130]

Condições sistémicas

A influência de certas doenças sistémicas na saúde periodontal está há muito estabelecida. **O mau controlo glicémico** desempenha um papel fundamental na progressão e gravidade da periodontite. Esta associação tem sido explicada por várias respostas vasculares e celulares, levando a uma maior destruição dos tecidos e a uma resposta de cicatrização prejudicada.[97] Mecanismos semelhantes são desencadeados nos tecidos peri-implantares, resultando numa maior suscetibilidade à periimplantite em indivíduos que sofrem de hiperglicemia.[93] Os diabéticos mal controlados têm um risco 46% maior de desenvolver periimplantite, com bolsas peri-implantares mais profundas e maior perda óssea marginal, em comparação com os seus controlos normoglicémicos.[93]

Curiosamente, os fumadores e os diabéticos mal controlados são considerados com um risco semelhante de peri-implantite. Por outro lado, os não fumadores com mau controlo glicémico têm um risco 3,39 vezes maior de desenvolver peri-implantite em comparação com indivíduos normo-glicémicos.[93]

A obesidade é outra condição altamente prevalente com efeitos prejudiciais na saúde periodontal.[99] É definida como uma acumulação anormal ou excessiva de gordura corporal com efeitos debilitantes na saúde geral. A obesidade está também associada a um estado hiper-inflamatório generalizado e constante, provocando uma resposta imunitária alterada e um aumento da produção de citocinas pró-inflamatórias, que afectam negativamente os tecidos periodontais e os níveis de osso alveolar.[110] Estudos clínicos estabeleceram a obesidade como um fator de risco para a peri-implantite.[111] Quando comparados com indivíduos com peso corporal normal, os pacientes obesos apresentam percentagens significativamente mais elevadas de BOP, profundidades de sondagem peri-implantar mais profundas e aumento da perda óssea marginal. A severidade da inflamação peri-implantar está significativamente associada ao nível de obesidade.[112]

O risco considerável de osteonecrose relacionada com a medicação e a sua influência negativa nos tecidos duros periimplantares não deve ser subestimado. Factores genéticos Apesar da crença geral numa certa predisposição genética para a periimplantite, ainda não foi determinada uma associação clara com factores de risco específicos.[98] O polimorfismo da interleucina-1 (IL-1) é o fator genético mais investigado na literatura. Isto deve-se principalmente ao envolvimento deste grupo de genes na codificação das duas principais citocinas pró-inflamatórias, IL-1α e IL-1ß, bem como do antagonista anti-inflamatório do recetor da IL-1. O aumento dos níveis de IL-1a e IL-1ß tem sido associado à periimplantite, e os seus níveis foram correlacionados com a gravidade da doença.[100] No entanto, estudos que avaliaram a correlação entre o polimorfismo da IL-1 e a periimplantite mostraram resultados contraditórios.[100] Enquanto várias investigações não conseguiram encontrar uma associação significativa entre as duas condições, um estudo recente mostrou que os indivíduos com polimorfismos da IL-1 tinham um risco 1,9 a 2,47 vezes maior de desenvolver periimplantite. Estudos demonstraram que o polimorfismo do TNF-a aumentou o risco de periimplantite em cinco a oito vezes.[100] No entanto, a meta-análise de estudos relevantes não conseguiu estabelecer uma correlação significativa.[103]

Muito poucos estudos examinaram outros polimorfismos genéticos, e as conclusões não podem ser extrapoladas devido à escassez de evidências.[100] Atualmente, apenas investigações preliminares, incluindo uma grande variedade de grupos étnicos, avaliaram outros marcadores genéticos em associação com complicações biológicas de implantes. Ainda são necessárias pesquisas adicionais, com amostras maiores e níveis reduzidos de viés.

Factores sistémicos :

- **Diabetes**[131] - A diabetes é uma doença altamente prevalente no mundo. A diabetes mellitus tipo 2 (DM2) está a crescer a um ritmo alarmante devido à rápida urbanização, à migração, ao envelhecimento da população e às alterações do estilo de vida.

A osteointegração é o processo de cicatrização óssea e remodelação óssea que cria uma interface efectiva entre o tecido ósseo vivo e a superfície do implante, após a inserção do implante. Este processo é crucial para a estabilidade do implante, bem como para a sobrevivência sem inflamação.

Uma estabilidade primária elevada, uma osseointegração suficiente e um tecido circundante saudável são pré-requisitos para conceitos como a restauração imediata ou precoce dos implantes com restaurações protéticas. A carga imediata em pacientes com diabetes tipo 2 foi investigada em dois estudos. No estudo de coorte retrospetivo com 108 diabéticos, os implantes com carga imediata mostraram uma sobrevivência idêntica à dos implantes após 3 meses com carga retardada (100% cada).[134] Em seguida, num estudo clínico prospetivo, os pacientes diabéticos foram divididos em dois grupos com base no valor de HbA1c (Hba1c 6,1-8% e 8,1-10%) e comparados com um grupo de controlo com uma HbAlc < 6%. A taxa de sobrevivência do implante no grupo de controlo e no grupo com uma HbA1c entre 6,1 e 8% foi de 100%, o grupo com uma HbA1c de 8,110% apresentou uma taxa de sobrevivência do implante de 95,4%.[135]

- **VIH**[137] - A prevalência de peri-implantite foi de 26% na população de pacientes VIH-positivos. Não foi encontrada correlação entre os factores imunológicos e serológicos dos pacientes e a peri-implantite. O fator de risco mais importante para a peri-implantite e a mucosite é a idade do implante.

Menopausa[139] - A osteoporose pós-menopáusica é uma doença metabólica em que um turnover ósseo negativamente equilibrado provoca um declínio constante do volume e da qualidade do osso (Riggs & Parfitt 2005). É removido mais osso pelos osteoclastos que reabsorvem o osso do que é substituído pelos osteoblastos que formam o osso (Riggs & Parfitt 2005). Como consequência do comprometimento da integridade do esqueleto, o risco de fracturas das vértebras e da anca aumenta em cerca de um terço da população feminina idosa. Sendo uma doença sistémica, as alterações osteoporóticas também ocorrem nos ossos maxilares. Estudos pré-clínicos em roedores (Tanaka et al. 2002, Rawlinson et al. 2009) e em animais de maior porte (Johnson et al. 2002, Dvorak et al. 2008, 2009) revelaram o impacto negativo da ovariectomia, que modela o hipogonadismo pós-menopausa, na integridade estrutural do maxilar (Adami et al. 2009). Considerando que o osso maxilar constitui a âncora dos dentes naturais e dos implantes dentários, as mulheres pós-menopáusicas são

- consideradas em risco de perda de dentes e de implantes, mas não foi encontrada qualquer relação entre osteoporose e peri-implantite numa população adulta feminina.
- **Terapêutica com bisfosfonatos**[140] - Os bisfosfonatos são uma categoria de medicamentos que inibem a remodelação óssea, razão pela qual são utilizados para o tratamento de várias doenças metabólicas e oncológicas que afectam o tecido ósseo: osteoporose, osteopenia, osteogénese imperfeita, doença de Paget, mieloma múltiplo, hipercalcemia maligna e metástases ósseas após cancro. Os bisfosfonatos são medicamentos muito eficazes que reduzem a incidência de fracturas, uma vez que aumentam a densidade óssea. Têm a caraterística de se ligarem ao cálcio e, por isso, depositam-se no tecido ósseo. Os bisfosfonatos podem causar lesões ósseas no maxilar e/ou na mandíbula associadas a sinais e sintomas locais de vários tipos e gravidades, como ulceração da mucosa oral que reveste o osso, exposição do osso na cavidade oral, dor nos dentes e/ou nos ossos da mandíbula/maxila, inchaço ou inflamação, dormência ou sensação de "mandíbula pesada", aumento da mobilidade dentária, perda de dentes.

A cirurgia de implantes, se correlacionada com uma profilaxia farmacológica adequada, parece ser segura, para os pacientes e para a previsibilidade das nossas reabilitações, os dados não mostram diferenças estatisticamente significativas relativamente à perda óssea marginal à volta dos implantes, apesar dos valores serem ligeiramente a favor. implantes associados a bifosfonatos.[140]

- **Doença cardiovascular**[144] - A DCV tem sido associada à periodontite com base em provas epidemiológicas. As provas sugerem um mecanismo biológico que liga a periodontite grave à DCV através da bacteriemia e do subsequente aumento da carga inflamatória sistémica. À semelhança da periodontite, a inflamação crónica em torno dos implantes dentários alberga bactérias patogénicas e um aumento das citocinas pró-inflamatórias. À luz da potencial carga inflamatória significativa em torno de implantes com inflamação grave ou em múltiplos locais, foi colocada a hipótese, na presente investigação, de que a inflamação crónica em locais de peri-implantite poderia induzir uma inflamação sistémica de baixo grau e aumentar o risco de desenvolvimento de DCV através de um potencial eixo infecioso semelhante ao existente entre a periodontite e a DCV.

- **Stress**[145] - O stress é a resposta psicofísica a um certo número de tarefas emocionais, cognitivas ou sociais, percebidas pela pessoa como excessivas, e compreende uma variedade de reacções emocionais e fisiológicas. O termo "stress" foi utilizado pela primeira vez por Hans Selye, que o definiu como "uma resposta não específica do organismo a todas as solicitações que lhe são feitas"; identificou três fases, classificadas como fases de alarme, resistência e exaustão; e definiu-o como agudo ou crónico, com base na duração do evento stressante. Tanto o stress crónico como a depressão têm sido supostamente relacionados com a periodontite. A ligação proposta entre a periodontite e, supostamente, a peri-implantite, e estas doenças sistémicas heterogéneas pode basear-se principalmente nos factores etio-patogénicos comuns.

O eixo de sinalização nervosa adrenérgica, principalmente através da norepinefrina, do trifosfato de adenosina e do neuropeptídeo Y, e o eixo hipotálamo-hipófise-adrenal (HPA), principalmente através do cortisol, afectam fisiologicamente a homeostase de todo o corpo, juntamente com a sua ativação patológica. Estes geram uma cascata de uma vasta gama de hormonas, péptidos biologicamente activos e quimiocinas, que são considerados como ligações neurobiológicas entre o stress crónico, a depressão e vários distúrbios sistémicos, incluindo possivelmente a periodontite e a peri-implantite.[145]

Foi descrita uma infinidade de sintomas e sinais, potencialmente relacionados tanto com a infeção pelo síndrome respiratório agudo grave do coronavírus 2 (SARS-CoV-2) como com a própria doença do coronavírus 2019 (COVID-19), envolvendo também a cavidade oral. Para além da conhecida apresentação clínica da COVID-19, vários estudos relataram também sequelas psiquiátricas que podem ser secundárias tanto à resposta imunitária ao próprio vírus como a stressores psicológicos. De facto, a resposta imunitária ao SARS-CoV-2 induz uma "tempestade de citocinas" que consiste numa produção local e sistémica descontrolada e desregulada de citocinas, quimiocinas e outros mediadores inflamatórios, especialmente IL-1beta, IL-6 e Interferão (JFN)-y, sugerindo a ativação de linfócitos T-helper-1, bem como IL-4 e IL-10, segregadas, pelo contrário, por linfócitos T-helper-2.[145]

IMPLANTE E FACTOR RELACIONADO

A formação de contacto direto entre o implante e o osso circundante, ou seja, a osteointegração, é considerada como o parâmetro essencial que determina o sucesso clínico dos implantes dentários. De acordo com Alberktson et al, os seis factores mais importantes para o estabelecimento de uma osseointegração segura são o material do implante, o desenho do implante, a qualidade da superfície, o estado do osso, a técnica cirúrgica e as condições de carga[90].

Atualmente, existem muitos modelos de corpos de implantes disponíveis, que podem ser classificados como cilindro, parafuso, encaixe por pressão ou uma combinação de caraterísticas. O implante cilíndrico ou de encaixe por pressão tem uma inserção de encaixe por fricção e apresenta um menor risco de necrose de pressão causada por uma pressão de inserção elevada. Não há necessidade de efetuar um batimento ósseo (mesmo em osso denso) e o parafuso de cobertura pode já estar colocado, uma vez que não é necessária força de rotação para inserir o implante.[90]

Consequentemente, os designs cilíndricos ou de encaixe por pressão foram muito populares na década de 1980 e foram referidos como tendo elevadas taxas de sucesso inicial. No entanto, após 5 anos de carga, os implantes cilíndricos apresentavam perda de crista óssea e subsequente falha do implante. Isto está relacionado com a sobrecarga por fadiga e com as cargas de cisalhamento nocivas no osso, que exigem grandes taxas de rotação e, em última análise, resultam num menor contacto osso-implante e num maior risco de falha por sobrecarga[90].

Os desenhos do corpo do implante com caraterísticas roscadas têm a capacidade de converter cargas oclusais em cargas compressivas mais favoráveis na interface óssea.[90]

Geometria da rosca do implante[91]:

A área de superfície funcional por unidade de comprimento do implante pode ser modificada através da variação de três parâmetros geométricos da rosca: passo da rosca, forma da rosca e profundidade e largura da rosca.

Passo de linha:

O passo de rosca é a distância medida entre roscas adjacentes, medida no mesmo lado do eixo. Também se refere ao número de roscas por unidade de comprimento. Por conseguinte, quando os implantes têm o mesmo comprimento, um passo mais pequeno indica mais roscas, o que leva a uma maior área de superfície.

Outro parâmetro geométrico relacionado com o passo da rosca é o avanço. O avanço é a distância que um parafuso avançaria na direção axial por uma volta completa. Diversos fabricantes anunciam corpos de implantes com roscas duplas ou triplas[108].

(a)

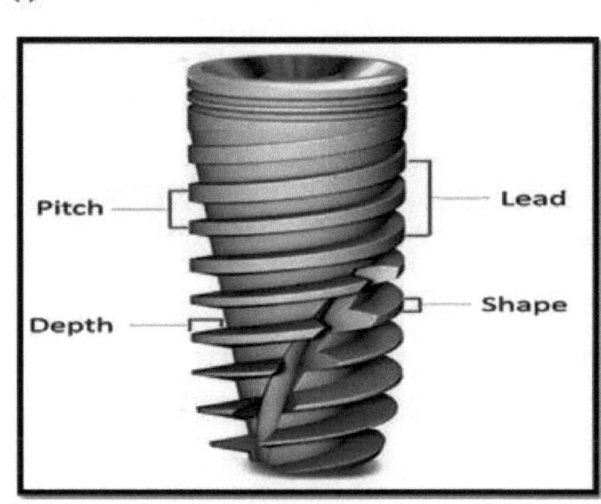

(b)

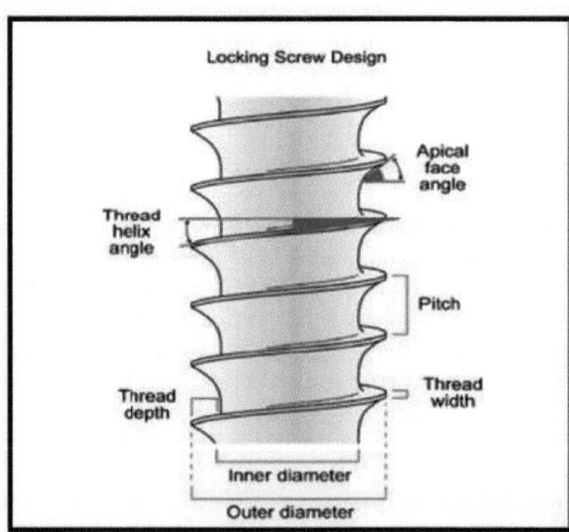

Fig 5.4.1 (a, b) Parâmetros geométricos da rosca do implante.

Estes termos referem-se ao processo de fabrico e não aumentam a superfície funcional. Em vez de maquinar uma rosca de cada vez com um instrumento de corte, uma rosca dupla utiliza duas lâminas de corte e uma rosca tripla utiliza três lâminas. Num parafuso de rosca simples, o avanço é igual ao passo, mas num parafuso de rosca dupla, o avanço é o dobro. A profundidade da rosca foi também um fator mais sensível para reduzir o pico de concentração de tensão no osso. Implantes cilíndricos com uma altura de 0,2-0,6 mm e uma largura de 0,1-0,4 mm com uma carga axial de 100 N e uma carga bucolingual de 30 N e 45°. A profundidade da rosca afectou a distribuição da tensão de forma mais significativa do que a largura da rosca. As roscas com profundidade superior a 0,44 mm e largura de 0,19-0,23 mm apresentaram os resultados mais favoráveis. O passo e num chumbo de rosca tripla é o triplo do passo. Consequentemente, quando um implante de chumbo de uma rosca roda uma vez, o implante insere uma distância de uma rosca. Um implante de rosca dupla a 1 rpm insere duas roscas no osso. Um implante com rosca dupla insere-se duas vezes mais depressa do que o de rosca simples e o de rosca tripla necessita apenas de um terço do tempo necessário para uma rosca simples.[108]

O passo da rosca, um componente do desenho do parafuso para implantes dentários, pode afetar o início e a progressão da peri-implantite. Seguem-se algumas formas em que o passo da rosca pode afetar a peri-implantite[108]:

1. Desenho da rosca : Os implantes dentários são constituídos por dois componentes básicos: o elemento protético (como uma coroa) e a fixação do implante (um parafuso). A fixação do implante é frequentemente aparafusada, e o desenho da rosca, nomeadamente o passo da rosca (o espaço entre roscas adjacentes), pode afetar a estabilidade e a eficácia do implante. A capacidade de um implante para se integrar no osso circundante é melhorada se tiver os padrões e passos de rosca adequados.
2. Estabilidade do implante: A estabilidade é o principal objetivo do desenho da rosca e do passo do implante. O implante será firmemente fixado no osso se o passo da rosca for corretamente construído. Uma estabilidade deficiente do implante causada por um passo de rosca inadequado ou por um desenho de rosca inapropriado pode levar a peri-implantite, permitindo a acumulação de germes e detritos nos tecidos circundantes.
3. Manutenção e limpeza : É necessária uma manutenção regular dos implantes dentários, o que inclui boas técnicas de limpeza e higiene oral. A facilidade de limpeza à volta do implante pode ser afetada pelo passo da rosca. Poderá ser mais difícil limpar eficazmente a região se o implante tiver roscas profundas ou padrões de rosca irregulares. Uma limpeza inadequada pode provocar a acumulação de germes, o que aumenta a probabilidade de desenvolvimento de peri-implantite.
4. Acumulação microbiana: O sucesso com que as bactérias se podem juntar e colonizar a superfície do implante e os tecidos circundantes pode ser influenciado pelo desenho da rosca do implante. É mais provável que a peri-implantite resulte de padrões de rosca que promovam o crescimento bacteriano. O ambiente peri-implantar pode ser mais saudável e a aderência bacteriana pode ser reduzida através de roscas corretamente construídas.
5. Preservação óssea: O passo e a disposição das roscas do implante também podem ter impacto na forma como o implante interage com o osso circundante. A integridade do osso de suporte é mais suscetível de ser preservada por implantes com roscas que transmitem forças de forma igual e encorajam a aposição óssea. Pelo contrário, as roscas dos implantes com um desenho não optimizado podem resultar em concentrações de tensão e perda óssea, o que pode agravar a peri-implantite.

Forma da linha[90]:

Também se verificou que a forma da rosca do implante influencia o tipo de força transferida para o osso circundante. Os implantes iniciais introduzidos tinham um design em forma de V. Com a compreensão dos padrões de tensão, surgiram as variantes do desenho da rosca em forma de V. Os desenhos de rosca atualmente disponíveis incluem: forma em V, forma quadrada, contraforte, contraforte invertido e forma em espiral. O ângulo de face é o ângulo formado entre uma face da rosca e um plano perpendicular traçado ao eixo longo do implante. O ângulo de face da rosca ou platô num corpo de implante pode modificar a direção da carga oclusal imposta à prótese e à conexão do pilar para uma direção diferente na interface óssea. A quantidade de força de cisalhamento gerada pelas diferentes formas de rosca aumenta à medida que o ângulo da face da rosca aumenta. As roscas em V geram maior força de cisalhamento do que as roscas de contraforte invertido e as roscas quadradas, sendo que as roscas quadradas geram a menor força de cisalhamento. Nas roscas quadradas e de contraforte, a carga axial destes implantes é dissipada maioritariamente através de força de compressão, enquanto os implantes com roscas em V e de contraforte invertido transmitem a força axial através de uma combinação de forças de compressão, tração e cisalhamento. Uma força de cisalhamento numa rosca em V e numa rosca de contraforte invertida é 10 vezes maior do que a força de cisalhamento numa rosca quadrada. A redução da carga de cisalhamento na interface rosca-osso permite uma maior transferência de carga compressiva, o que é particularmente importante em caso de densidade óssea comprometida, comprimentos de implante curtos ou maior magnitude de força.

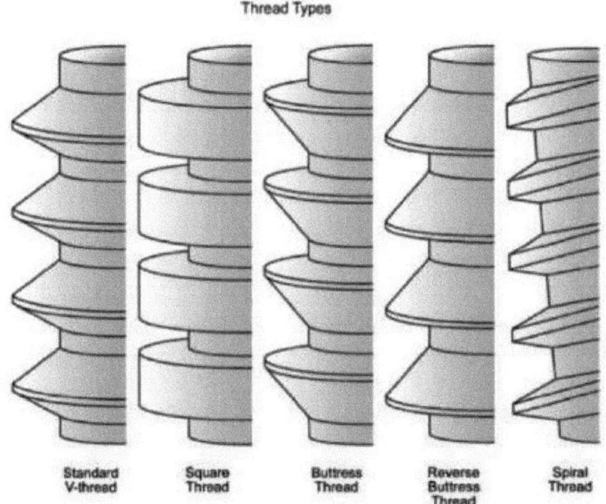

Fig. 5.4.2 Tipos de roscas de implantes.

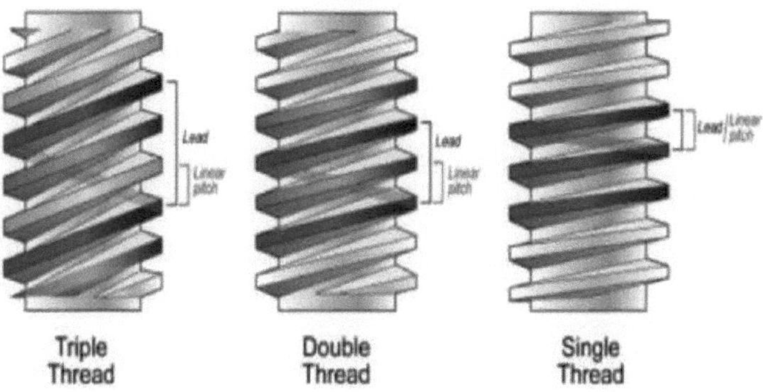

Fig 5.4.3 A configuração da rosca em relação ao número de roscas, passo e avanço. Os implantes de rosca simples têm um passo de rosca e um avanço iguais. Os implantes de rosca dupla têm um avanço que é o dobro do passo. Os implantes de rosca tripla têm um avanço que é o triplo do passo.

O sucesso e a funcionalidade dos implantes dentários são significativamente influenciados pela forma da rosca do implante. Seguem-se as principais funções e factores relacionados com a forma da rosca dos implantes dentários [108]:

1. Estabilidade: A principal função da forma de rosca é estabilizar o implante dentário. O implante é firmemente fixado no local pelas roscas, que interagem com o osso circundante. A capacidade do implante para suportar as forças criadas durante a mastigação e a mordida depende do desenho das roscas.

- <u>Estabilidade primária:</u> No momento da implantação do implante, a forma da rosca é essencial para alcançar a estabilidade inicial ou primária. Quando as roscas são corretamente formadas, envolvem eficazmente o tecido ósseo e dão um apoio rápido ao implante.
- <u>Estabilidade secundária:</u> Embora a estabilidade primária seja importante, a forma da rosca também tem um impacto na estabilidade a longo prazo do implante. À medida que a osseointegração progride, tem um impacto na forma como o osso se funde com o implante ao longo do tempo. Este processo pode ser ajudado ou dificultado pela forma das roscas.

2. Distribuição da carga : As pressões oclusais (mastigação) são distribuídas uniformemente pelo implante e pelo osso circundante graças, em parte, ao desenho da rosca. Ao reduzir as concentrações de tensão, um desenho ótimo das roscas diminui a possibilidade de falha do implante ou de reabsorção óssea provocada por uma força excessiva.

3. Área de superfície: A área de superfície do implante em contacto com o osso é determinada pela forma da rosca. Uma maior área de superfície permite um maior contacto osso-implante, o que melhora a osseointegração e a estabilidade.

4. Acumulação microbiana: A retenção de placa bacteriana e o crescimento bacteriano são dois factores que são influenciados pelo desenho das roscas dos implantes. Para aumentar o risco de peri-implantite, uma condição inflamatória que pode resultar em perda óssea à volta

do implante, devem ser evitadas formas de rosca complexas ou irregulares.

5. Resposta dos tecidos: A forma como os tecidos moles circundantes (gengivas e mucosas) reagem ao implante pode ser influenciada pela forma da rosca. A inflamação e a peri-implantite são menos prováveis de se desenvolverem quando os tecidos moles não são irritados ou danificados por roscas mal construídas.

6. Colocação cirúrgica: A forma da rosca tem um impacto na simplicidade da implantação do implante. Os cirurgiões orais podem colocar mais facilmente os implantes com os padrões de rosca corretos, o que reduz o risco de problemas cirúrgicos.

7. Compatibilidade do material do implante: A substância do implante deve ser adequada à forma da rosca. Para um desempenho e integração óptimos, diferentes materiais podem exigir padrões de rosca distintos.

8. Conforto do paciente: O conforto do paciente pode ser afetado pelo desenho das roscas do implante. As roscas que são lisas e bem concebidas aceleram a cicatrização e diminuem o desconforto pós-operatório.

Topografia da superfície do implante :

As qualidades físicas e a textura da superfície de um implante dentário são designadas por topografia. Estas caraterísticas da superfície foram especificamente escolhidas para melhorar o sucesso global do implante e a osteointegração (o processo pelo qual o implante se integra no osso circundante). Para melhorar a estabilidade, encorajar o contacto osso-implante e reduzir a possibilidade de problemas, são utilizados vários tratamentos de superfície e topografias de implantes. De seguida, apresentam-se algumas caraterísticas e procedimentos típicos da topografia da superfície dos implantes dentários[109]:

1. Superfície lisa: A superfície de alguns implantes dentários é lisa e maquinada. Quando a estabilidade primária pode ser alcançada através de métodos cirúrgicos adequados, estes implantes são frequentemente utilizados. No entanto, em comparação com os implantes com superfícies alteradas, podem não suportar uma resposta de osseointegração forte.

2. Superfície rugosa: A superfície de muitos implantes dentários é texturizada ou rugosa. São utilizadas várias técnicas, como o condicionamento ácido, o jato de areia ou o jato de areia, para criar esta rugosidade. O aumento da rugosidade da superfície melhora a capacidade do implante para aderir ao tecido ósseo à sua volta, acelerando a osseointegração.

3. Microtextura: As caraterísticas ou anomalias da superfície do implante em pequena escala são designadas por microtextura. Estas microestruturas podem provocar uma reação do osso e reforçar a ancoragem do implante. Para obter melhores resultados, a macrotextura e a microtextura são frequentemente misturadas.

4. Macrotextura: A macrotextura refere-se a maiores imperfeições da superfície, como canais, cavidades ou ranhuras. Estes elementos destinam-se a melhorar a estabilidade inicial e a integração a longo prazo, melhorando o encravamento mecânico entre o implante e o osso.

5. Nanoestrutura: As superfícies dos implantes podem ser nanoestruturadas mesmo a uma escala mais pequena. À escala nanométrica, as nanoestruturas podem promover a adesão celular e a formação óssea. As superfícies nanoestruturadas podem ser produzidas utilizando uma variedade de processos de ponta, tais como alterações químicas ou nanorevestimento.

6. Revestimento hidrofílico: Alguns implantes têm revestimentos hidrofílicos aplicados nas suas superfícies. Estes revestimentos atraem as moléculas de água, o que aumenta a molhabilidade da superfície do implante. Uma superfície hidrofílica pode acelerar a osseointegração e aumentar a estabilidade inicial.

7. Pulverização por plasma : Os implantes dentários podem ocasionalmente ser revestidos

com revestimentos biocompatíveis aplicados por pulverização por plasma. Este procedimento pode conferir à superfície do implante uma textura porosa que melhora a sua capacidade de ligação ao osso.

8. Superfície com jato de granalha: O jato de granalha é o processo de desbaste da superfície do implante com materiais abrasivos. Este processo pode proporcionar uma superfície com uma textura que favorece a osteointegração e o desenvolvimento ósseo.
9. Implantes de zircónio : Os implantes dentários feitos de zircónio têm naturalmente uma topografia de superfície distinta. Os implantes de zircónio têm uma superfície lisa e brilhante e são conhecidos pela sua biocompatibilidade. O objetivo da conceção deste material é reduzir a adesão bacteriana e a inflamação.

A qualidade óssea do doente, o desenho do implante, o procedimento utilizado para o inserir e a utilização pretendida do tratamento influenciam a escolha da topografia da superfície do implante. Ao escolher o melhor implante para as necessidades de um determinado paciente, os profissionais de medicina dentária têm cuidadosamente em conta estes aspectos. Os objectivos são uma osseointegração óptima e o sucesso dos implantes dentários a longo prazo.[110]

Profundidade e largura da linha:

A profundidade da rosca é a distância entre o diâmetro maior e o diâmetro menor da rosca. A profundidade da rosca também pode ser definida como a distância entre a ponta mais exterior da rosca e o corpo do implante. A largura da rosca é a distância no mesmo plano axial entre a parte mais coronal e a parte mais apical na ponta de uma única rosca. Os implantes convencionais proporcionam uma profundidade de rosca uniforme ao longo do comprimento do implante. Um diâmetro menor reto, que é utilizado em quase todos os implantes do tipo parafuso, resulta numa área de secção transversal uniforme ao longo de um implante de paredes paralelas. Um implante cónico tem frequentemente um diâmetro menor semelhante, mas o diâmetro exterior diminui em relação ao cónico, pelo que a profundidade da rosca diminui em direção à região apical. O implante cónico e roscado pode ter menos capacidade de ancorar o osso na região apical na inserção inicial e tem menos área de superfície funcional. A conicidade do corpo do implante pode resultar numa tensão mais elevada, especialmente em implantes mais curtos.[108]

A área de superfície do implante aumenta com o aumento da profundidade da rosca. Uma maior profundidade de rosca pode ser benéfica em locais com osso mais macio porque produz condensação óssea e proporciona um revestimento mais denso ao longo da superfície do implante, bem como em áreas com forças oclusais mais elevadas devido à maior área de superfície funcional em contacto com o osso. Quanto mais fácil for roscar o implante em osso denso e quanto menor for a probabilidade de ser necessário efetuar uma perfuração óssea antes da inserção do implante, menor será a profundidade das roscas. Existe um sistema de implantes que é comercializado como tendo roscas progressivas (por exemplo, Ankylos, Dentsply Friadent, Mannheim, Alemanha), o que indica que a profundidade das roscas é maior na secção apical e diminui gradualmente no sentido coronal. Este desenho pode aumentar a transferência de carga para o osso esponjoso mais flexível em vez do osso cortical da crista. Este facto pode contribuir para uma menor reabsorção do osso cortical[108].

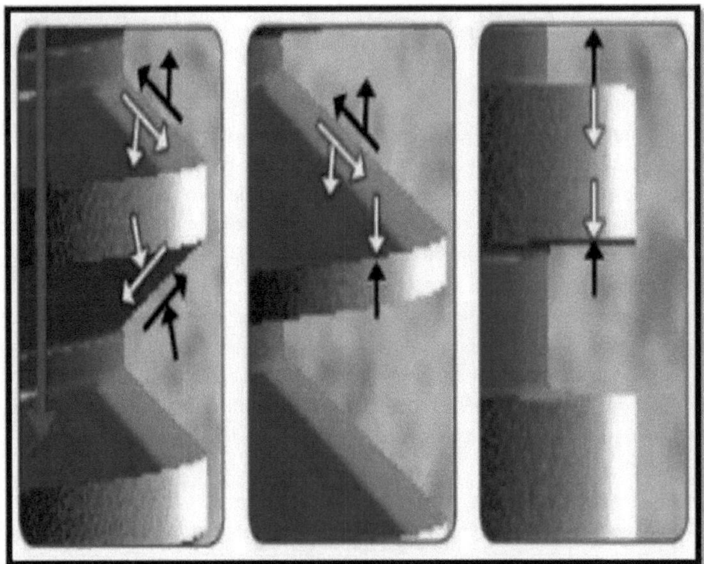

Fig. 5.4.4. Direção das forças geradas na interface do implante e do osso resultantes da carga axial.

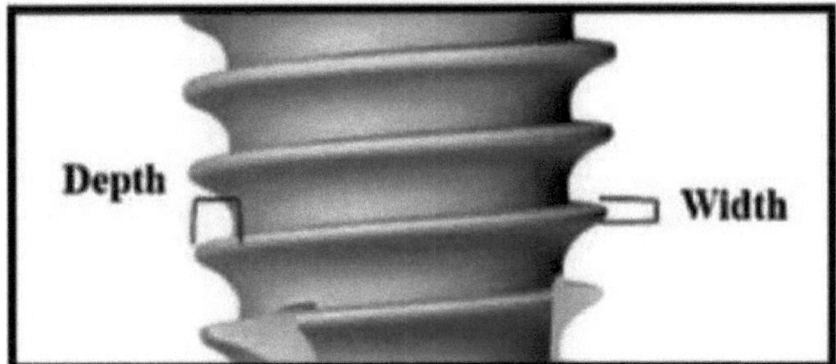

Fig.5.4.5. Largura e profundidade da rosca do implante.

Módulo Crest:[91]

A parte do implante em contacto com o osso cortical junto à crista é designada por módulo da crista. O módulo da crista de um corpo de implante é a região transosteal, que se estende do corpo do implante e incorpora frequentemente os componentes anti-rotação da ligação do pilar do implante. Esta área é onde o implante encontra o tecido mole e muda de um ambiente virtualmente estéril para a cavidade oral hostil. O módulo da crista de um implante deve ser ligeiramente maior do que o diâmetro da rosca exterior do corpo do implante para selar completamente a osteotomia, proporcionando uma barreira e actuando como um impedimento à entrada de bactérias ou tecido fibroso durante a cicatrização inicial. Além disso, nesta área, a densidade óssea é maior (por exemplo, osso cortical primário) e, por conseguinte, ajuda a alcançar ou manter a estabilidade primária. Além disso, é nesta área que ocorre a concentração de tensão quando o implante é colocado em funcionamento.

Rosca em V	Sistema Branemark (Nobel Biocare)
Rosca quadrada	Sistema de implante externo (BioHorizon)

Rosca de contraforte	Straumann standard
Fio de contraforte invertido	Nobel Replace (Nobel Biocare)
Rosca quadrada	Sistema de implantes Adin
Rosca de contraforte	Sistema de implantes Genesis
Cilindro / Pressfit	Sistema de implantes Zimmer

Tabela 5.4.1 Alguns dos sistemas de implantes disponíveis na Índia e os seus desenhos de rosca

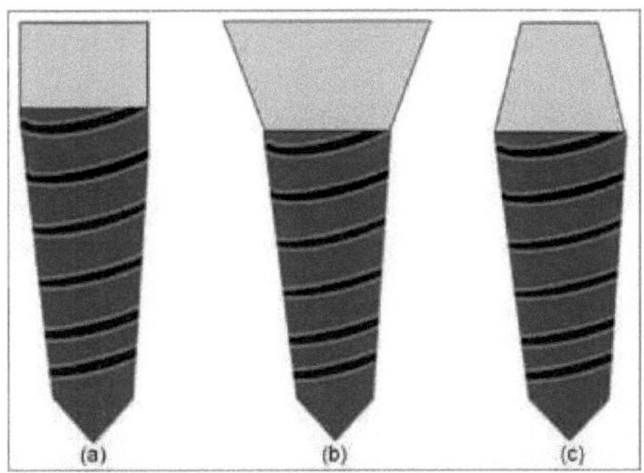

Fig.5.4.6 Desenhos de colo de implante. (a) Colar paralelo, (b) Colar divergente, (c) Colar convergente

Composição química da superfície e rugosidade da superfície :

Sabe-se que a composição química e a rugosidade das superfícies dos implantes desempenham um papel crucial no desenvolvimento da osteointegração. Os implantes de titânio utilizados atualmente têm diferentes composições de superfície com base no tipo de metal utilizado. Para aplicações dentárias, o titânio é utilizado na forma pura (CpTi) ou ligado com alumínio e vanádio (Ti6Al4)[91].

A reação da água ou dos fluidos corporais à superfície do implante depende da composição da superfície. Considera-se preferível uma superfície que aumente a hidrofilicidade. O ângulo de contacto ideal da superfície do implante pode tornar a superfície hidrofílica. Sugere-se que um ângulo de contacto superficial de 0 aumenta a hidrofilicidade e um ângulo de contacto de 140 resulta em hidrofobicidade. A morfologia da superfície melhora a osseointegração, orientando a cinética de adsorção das proteínas. Os osteoblastos tendem a fixar-se mais rapidamente e a sua diferenciação ocorre mais facilmente numa superfície rugosa[91].

A rugosidade pode ser produzida nas superfícies dos implantes através de procedimentos de adição ou subtração. Um arco de plasma é um tipo de processo de adição, que envolve a deposição de material HA bioativo na superfície dos implantes. O polimento, a maquinagem e o condicionamento ácido, por outro lado, são procedimentos de subtração. Estes tratamentos também podem ser classificados em métodos mecânicos, químicos, electroquímicos, de electropolimento, de vácuo, térmicos e a laser. A rugosidade da superfície dos implantes divide-se, consoante a dimensão das caraterísticas da superfície medida, em macro-rugosidade, micro-rugosidade e nano-rugosidade. Macrorrugosidade inclui caraterísticas na gama de milímetros a dezenas de microns. Esta escala está diretamente relacionada com a geometria do implante, com parafuso roscado e tratamentos de superfície macroporosos. A fixação primária do implante e a estabilidade mecânica a longo prazo podem ser melhoradas através de uma macro-rugosidade adequada[109].

CARACTERÍSTICAS CLÍNICAS

Embora a saúde periodontal em torno dos dentes naturais e a saúde peri-implantar partilhem muitas caraterísticas clínicas, é evidente que existem variações estruturais significativas entre as duas situações, particularmente no que diz respeito à sua interação com os tecidos próximos. Os tecidos moles e duros que rodeiam os dentes naturais e os implantes dentários têm caraterísticas anatómicas e histológicas diferentes, e estas variações podem ser a causa dos diferentes processos biológicos envolvidos na homeostasia dos tecidos e na resposta do hospedeiro que se observam entre os dois tipos de estruturas[104].

O componente transmucoso do próprio implante, do pilar ou da restauração é completamente selado pela mucosa peri-implantar num paciente saudável. A primeira profundidade de sondagem é influenciada pela altura do tecido mole à volta do implante depois de este ter sido instalado. No entanto, a profundidade de sondagem recomendada para a saúde peri-implantar é de 5,0 mm na maioria dos 104

casos.[104]

- **Saúde peri-implantar :**

A ausência de sintomas clínicos de inflamação no complexo peri-implantar é um marco de uma boa saúde peri-implantar. É descrita como a ausência de BoP, vermelhidão e edema. Uma vez que a profundidade de sondagem peri-implantar depende da espessura dos tecidos peri-implantares, do tipo e posição do implante, bem como do tipo de restauração, não existe um intervalo claramente definido de profundidades de sondagem que sejam compatíveis com a saúde peri-implantar. Para além disso, perto de implantes com menos suporte ósseo, pode desenvolver-se saúde peri-implantar. Depois de a peri-implantite ter sido tratada com sucesso, pode ser determinada.[105]

- **Principais caraterísticas dos implantes saudáveis:**

1. Não há sintomas visíveis de inflamação.
2. Sem hemorragia ou supuração à sondagem ligeira.
3. Não se registou uma escavação mais profunda do que nos testes anteriores.
4. Nenhuma perda óssea acima das alterações do nível ósseo da crista provocadas pela remodelação óssea precoce (Berglundh, 2018)[105]

- Os sintomas e indicadores típicos das lesões de peri-implantite incluem

A. Hemorragia à sondagem moderada com um instrumento rombo e supuração da bolsa.
B. Prova radiológica da destruição vertical da crista óssea.
(Defeito em forma de rebordo que envolve o implante ou um defeito em forma de pires com osseointegração retida na parte inferior).
C. Radiolucência peri-implantar constante.
D. Perda óssea vertical associada ao desenvolvimento de bolsas peri-implantares.
E. Os tecidos podem estar inchados ou não.
F. Não há provas de que a dor seja um aspeto comum da peri-implantite.

- Etapas do exame clínico necessárias para identificar a existência de saúde periimplantar, incluindo achados clínicos e radiográficos[104] :

1. A presença de biofilme nos implantes e nas suas restaurações deve ser especificamente examinada durante a avaliação clínica das condições dos tecidos moles que rodeiam os implantes.
2. Tal como os dentes naturais, os implantes dentários devem ser inspeccionados

visualmente e sondados com frequência (pelo menos uma vez por ano) como parte de um check-up oral completo.

3. A sondagem da bolsa de implantes dentários deve ser efectuada com uma força ligeira (cerca de 0,25 N); a profundidade da bolsa peri-implantar deve ser tipicamente de 5 mm.

4. Em locais de implantes considerados saudáveis, não deve ocorrer hemorragia durante a sondagem. Para evitar qualquer trauma induzido pelo processo, a hemorragia à sondagem deve ser cuidadosamente verificada utilizando forças ligeiras (0,25 N). É difícil distinguir entre o traumatismo produzido mecanicamente e a inflamação peri-implantar provocada pelo biofilme; os "pontos" de hemorragia devem ser cuidadosamente avaliados, uma vez que podem indicar hemorragia devida a danos nos tecidos e não hemorragia relacionada com a inflamação dos tecidos.

5. Para distinguir entre estados saudáveis e doentes, é necessário efetuar um exame radiográfico intra-oral das alterações nos níveis ósseos à volta dos implantes (idealmente utilizando um suporte de película padronizado). Uma imagem tirada na linha de base (com a supraestrutura colocada) que permita claramente a identificação de um ponto de referência do implante, a visualização distinta das roscas do implante, para referência futura, bem como a avaliação dos níveis ósseos mesial e distal em relação a esses pontos de referência, deve ser um requisito para a avaliação radiográfica.

6. ausência de perda óssea adicional após as alterações iniciais do nível ósseo relacionadas com a remodelação óssea. O tipo e a posição do implante podem afetar a forma como o osso alveolar se remodela após o primeiro ano de função, embora a quantidade de alteração (ou perda) no osso alveolar que ocorre após a colocação do implante em função não deva ser superior a 2 mm. Quaisquer alterações superiores a 2 milímetros no primeiro ano devem ser consideradas patogénicas.

- **Mucosite peri-implantar**

Com as primeiras indicações distintas de inflamação dos tecidos moles, mas sem perda óssea peri-implantar, pode ser diagnosticada a mucosite peri-implantar (MP). A placa dentária que se acumulou à volta do colo do implante é uma causa comum.

A hemorragia à sondagem suave é o principal sintoma da peri-mucosite, que é frequentemente acompanhada de vermelhidão e inchaço. O inchaço pode, ocasionalmente, resultar num aumento da profundidade de sondagem. É crucial notar que o processo inflamatório primário apenas afecta o tecido epitelial e não tem qualquer efeito na junção entre o tecido conjuntivo e o epitélio.[106]

As principais caraterísticas da mucosite peri-implantar (MP) são as seguintes[106]:

1. Hemorragia e/ou pústulas à sondagem moderada, com ou sem sondagem mais profunda do que em exames anteriores
2. Ausência de perda óssea, conforme demonstrado numa radiografia (para além das alterações do nível da crista óssea provocadas pela remodelação óssea inicial)

A inflamação progride dos tecidos moles para os tecidos duros se a mucosite peri-implantar não for identificada e tratada nas fases iniciais. Juntamente com a reabsorção óssea, ocorre a migração apical da mucosa mastigatória patologicamente alterada. A reabsorção óssea provoca a formação de uma bolsa à volta de um implante, que pode ser detectada por sondagem ou inspeção radiográfica. A peri-implantite (PI) é diagnosticada com base nos sintomas acima referidos. A peri-implantite é caracterizada pelo aumento da perda óssea e pela inflamação dos tecidos moles peri-implantares. Para além de hemorragia e supuração à sondagem, estão presentes todas as manifestações clínicas de inflamação (vermelhidão, inchaço e aumento da dor local).

As principais caraterísticas da peri-implantite (PI) são[106]:

1. Profundidades de sondagem suaves inferiores a 6 mm;
2. A presença de hemorragia e/ou supuração; e
3. Níveis ósseos inferiores a 3 mm apicais à área mais coronal da porção intra-óssea do implante .

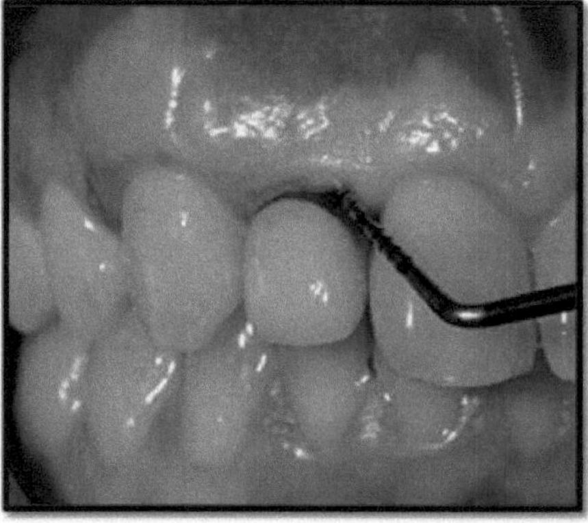
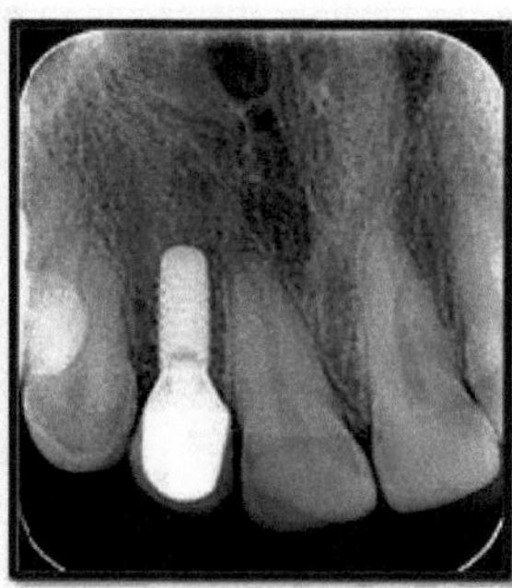

Fig 5.5.1 Mucosite peri-implantar

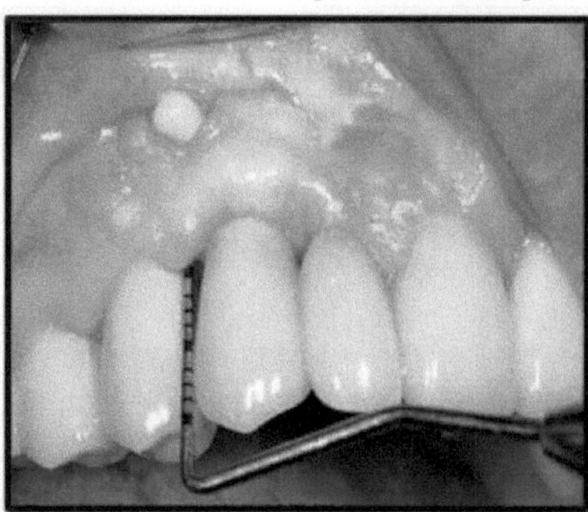
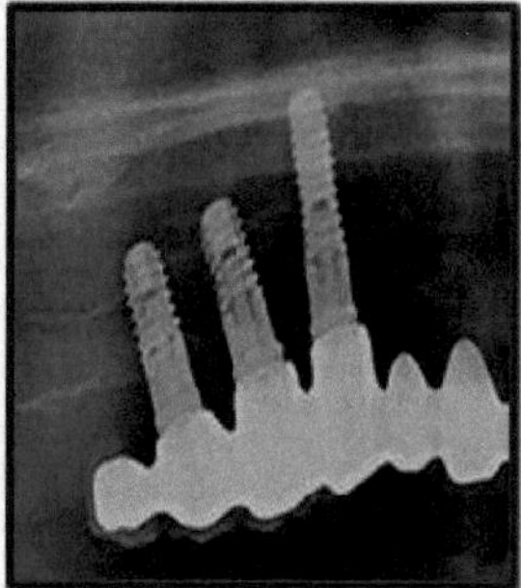

Fig 5.5.2 Peri-implantite

Para além das doenças acima mencionadas, são também utilizadas expressões como "implante doente" e "implante falhado". A definição exacta de falha do implante é ainda desconhecida. Por outras palavras, não existem normas estabelecidas para determinar quando um implante deixa de ser controlável e precisa de ser removido.

Falha de um implante (FI) :

1. Um implante que cause menos de 50% de perda óssea
2. Implante portátil
3. Perda de osteointegração
4. Inflamação persistente definida como a perda contínua de osso apesar do tratamento, como se vê nas radiografias e na presença de hemorragia profusa e/ou supuração.[106]

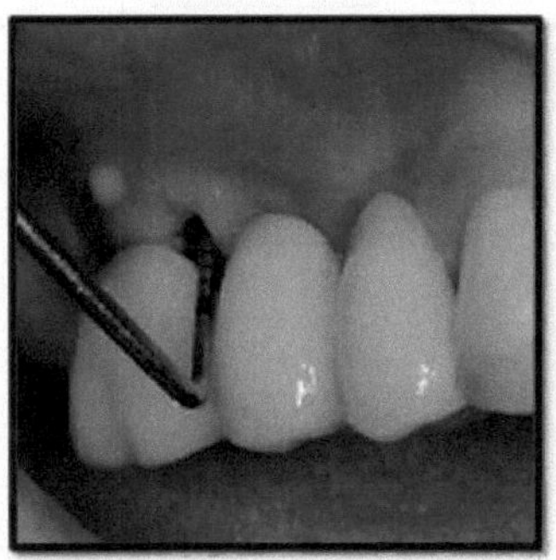
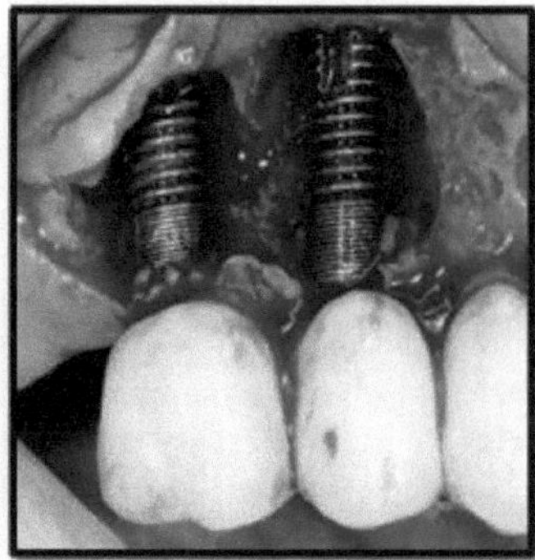

Fig 5.5.3 Implantes dentários com falhas

- Caraterísticas histopatológicas da peri-implantite de ocorrência natural

As lesões nos locais de peri-implantite (definição de caso: BOP+, supuração, perda óssea radiográfica) têm mais granulócitos neutrófilos e maiores "proporções de células B (CD19+)" em comparação com a mucosite peri-implantar. As lesões nos locais de peri-implantite assemelham-se à periodontite na medida em que predominam as células plasmáticas e os linfócitos, mas distinguem-se por proporções mais elevadas de leucócitos polimorfonucleares e macrófagos.

O aumento das proporções de área, números e densidades de plasmócitos, macrófagos e neutrófilos, bem como uma maior densidade de estruturas vasculares fora e lateralmente ao infiltrado celular, são caraterísticas adicionais das lesões de peri-implantite.[106]

- **Classificação da falha do implante:**

De acordo com **Askary et al.**[107]

- Implante doente: Os implantes que apenas apresentam problemas nos tecidos moles são classificados como doentes e têm melhores perspectivas.
- Falha do implante: A falha de um implante é a perda progressiva da ancoragem óssea, mantendo a estabilidade clínica.
- Implante fracassado: Os implantes que são móveis e têm uma perda óssea significativa (>70%) que não é tratável são implantes falhados.

A. De acordo com a etiologia :

- Factores do hospedeiro: Relativos aos comportamentos e à saúde geral do doente.
- Considerações cirúrgicas: relativas ao processo de implantação do implante.
- Factores de seleção do implante: Estes factores estão relacionados com o tipo e o desenho do implante.
- Factores de restauração: Relativamente a dificuldades na fase protética do tratamento.

B. De acordo com o estado:

- Implante doente: Implantes que ainda estão funcionais mas que apresentam indícios de infeção ou inflamação.
- Implante com falha: Implantes cuja estabilidade ou funcionalidade foi afetada.
- Implante com falha: Implantes móveis com perda óssea grave que não podem ser reparados.

C. De acordo com o momento da falha:

- Antes da Fase II: Quando o implante não se integra completamente.
- Após a Fase II: Falha que ocorre após a integração do implante, mas antes da restauração.

- Após a restauração: Quando um implante falha depois de ser restaurado.

D. De acordo com o modo de falha:

- Falta de osteointegração: O implante não se osteointegrou corretamente com o osso.
- Estética inaceitável: Problemas com a aparência da restauração.
- Problemas funcionais: Os problemas funcionais incluem dificuldades em falar, morder ou mastigar.
- Problemas psicológicos: Problemas psicológicos relacionados com os implantes ou descontentamento do doente.

E. De acordo com o tipo de tecido de suporte :

- Perda de tecido mole: O tecido gengival que rodeia o implante pode perder-se.
- Perda óssea: Perda considerável do osso que suporta o corpo.
- Combinação: Perda de tecido ósseo e de tecido mole.

F. De acordo com a origem:

- Peri-Implantite: Infeção e inflamação em torno do implante.
- Peri-implantite retrógrada: infeção que afecta o implante e provém de um dente.

G. De acordo com a condição de falha:

- Estado clínico e radiográfico: Utilizar o exame clínico e as imagens radiográficas para avaliar o insucesso.

A. Segundo a etiologia :

Os implantes dentários que falharam são frequentemente classificados com base numa série de variáveis, incluindo a sua etiologia (motivo da falha). Os seguintes elementos podem ser tidos em conta para classificar os implantes dentários falhados:

1. Factores do hospedeiro: As variáveis do hospedeiro incluem a saúde geral do doente, as condições sistémicas (como a diabetes ou a osteoporose), os hábitos tabágicos e a higiene oral. Estes elementos podem ter um impacto na capacidade do organismo para recuperar, evitar infecções e preservar a integridade do implante.
2. Factores cirúrgicos : Os factores relacionados com a cirurgia incluem coisas como a localização ou angulação incorrecta do implante e outros problemas com o processo de colocação do implante. quantidade ou qualidade inadequada do osso. Danos nos tecidos circundantes (nervos, vasos sanguíneos) ou trauma cirúrgico. O insucesso do implante pode ser causado por uma técnica cirúrgica insuficiente.
3. Factores de seleção de implantes : Os factores a considerar ao escolher um implante incluem o seu tipo, tamanho e desenho. Pode ocorrer uma falha quando é utilizado o tipo de implante incorreto numa determinada circunstância clínica. A falha também pode ser causada por uma estabilidade primária inadequada resultante de falhas na conceção do implante.
4. Factores de restauração : Factores relacionados com a restauração, ou problemas com a parte protética (restauração) da terapia com implantes podem resultar em fracasso. Isto envolve questões de oclusão (mordida), manutenção e ajuste da coroa ou da prótese. A falha pode resultar de pressões mastigatórias excessivas aplicadas ao implante. É crucial lembrar que a falha do implante pode ter várias causas, com uma mistura destes factores a influenciar o resultado final. Para determinar o melhor curso de ação, que pode envolver a remoção do implante, o enxerto ósseo e a futura colocação do implante após o tratamento dos problemas subjacentes, é necessário identificar a causa ou causas exactas da falha do implante. Uma avaliação cuidadosa do paciente, uma técnica cirúrgica rigorosa, uma seleção de implantes adequada e um trabalho de restauração habilmente concluído são todos necessários para uma

terapia de implantes bem sucedida.

B. De acordo com a condição :

1. Implante doente : Os implantes com problemas são aqueles que apresentam fases iniciais de peri-implantite, uma condição inflamatória que afecta os tecidos moles e duros à volta do implante, mas que podem ainda funcionar razoavelmente bem. Os implantes doentes são frequentemente recuperáveis com tratamento adequado, como uma melhor higiene oral, terapia antimicrobiana e manutenção profissional.

2. Implante com falha: Os implantes que estão a falhar podem apresentar problemas como movimento, dor ou infeção. Podem estar degradados em termos de função ou estabilidade, mas ainda não chegaram ao ponto de não poderem ser tratados. Os implantes que falham têm de ser avaliados de imediato para ver se há alguma hipótese de os salvar através de várias opções de tratamento, que podem incluir métodos cirúrgicos ou não cirúrgicos.

3. Implantes fracassados : Tal como referido anteriormente, os implantes falhados são aqueles que são móveis, têm uma perda óssea grave (>70%), não são tratáveis e, muitas vezes, não podem ser reparados e têm de ser removidos. Várias causas, como uma infeção, uma osteointegração insuficiente ou outros problemas, podem contribuir para o insucesso dos implantes.

C. De acordo com o momento da falha:

1. Antes da fase II: Esta fase refere-se normalmente ao período após a operação de colocação do implante, mas antes de o implante ter atingido a osseointegração, e a falha ocorre antes de o implante estar totalmente integrado no osso circundante.

2. Após a fase II: O implante tornou-se estável e está biologicamente ancorado no osso. As falhas ocorrem nesta fase, depois de o implante se ter integrado efetivamente no osso, mas antes da fase de restauração. As falhas que ocorrem após a fase II podem ser provocadas por peri-implantite, dificuldades mecânicas ou problemas com a ligação entre o implante e o pilar.

3. Após a restauração: Falha do implante após a restauração com uma prótese (coroa, ponte ou dentadura). As complicações protéticas, tais como problemas de oclusão, fracturas da prótese ou insatisfação do doente com o aspeto ou a funcionalidade da restauração, podem levar a falhas nesta fase.

D. De acordo com o modo de falha:

- Falta de osseointegração: Quando o implante dentário não consegue integrar-se com sucesso no tecido ósseo circundante, ocorre este mecanismo de falha. Pode ser causado por uma série de factores, como a fraca qualidade ou quantidade de osso, erros cometidos durante a cirurgia ou problemas com os implantes. O movimento e a instabilidade dos implantes podem ser causados por uma falta de osteointegração.
- Estética inaceitável: Os problemas com o aspeto da restauração implanto-suportada, tais como preocupações com a sua cor, forma, tamanho, contorno ou alinhamento, incluem-se na categoria de falha estética. Os doentes podem não gostar do aspeto da sua prótese implanto-suportada.
- Problemas funcionais: Os problemas funcionais podem ser causados pelo movimento do implante, má oclusão (mordida) ou outros problemas mecânicos, e estão relacionados com a capacidade do implante para suportar funções orais comuns como mastigar, morder e falar. A capacidade de um doente para utilizar eficazmente a sua restauração suportada por implantes pode ser substancialmente afetada por problemas funcionais.
- Problemas psicológicos: A ansiedade, o desconforto ou a insatisfação com o tratamento com implantes são exemplos de problemas psicológicos, que são definidos como a

insatisfação do doente ou o sofrimento emocional relacionado com o implante dentário ou a sua restauração. Os problemas psicológicos podem ser provocados por qualquer um dos modos de falha acima mencionados ou por outros factores.

E. De acordo com o tipo de tecido de suporte:

- Perda de tecido mole: Esta categoria implica a perda de gengiva (tecido gengival) à volta do implante dentário, o que pode causar problemas como recessão gengival, exposição da rosca e estética prejudicada. Pode ser provocada por elementos como o enfraquecimento do tecido gengival, infeção, stress mecânico ou inflamação.
- Perda óssea: Um sinal comum de falha do implante é uma perda significativa do osso de suporte. A peri-implantite (inflamação e infeção dos tecidos em redor do implante), o volume ósseo inicial insuficiente ou a elevada tensão sobre o implante são alguns exemplos de condições que podem causar perda óssea em redor do implante. Um implante que tenha sofrido uma perda óssea grave (>70%) pode tornar-se intratável e ser rotulado como um implante falhado.
- Combinação: Os implantes falhados podem apresentar uma perda óssea grave e recessão gengival, uma perda de tecido mole. Os comprometimentos na aparência, funcionalidade e estabilidade podem ser o resultado da perda combinada de tecido mole e osso.

F. De acordo com a origem:

- Peri-implantes:

a. A peri-implantite é um termo utilizado para descrever o inchaço e a infeção dos tecidos à volta de um implante dentário.

b. É uma das razões mais típicas para o insucesso dos implantes e caracteriza-se por alterações inflamatórias nos tecidos moles, perda óssea e, frequentemente, mobilidade dos implantes.

c. Há uma variedade de causas para a peri-implantite, incluindo má higiene oral, colonização bacteriana e problemas relacionados com os implantes.

- Peri-implantite retrógrada:

a. A peri-implantite retrógrada é uma infeção que se propaga de um dente vizinho para o implante.

b. Este problema desenvolve-se geralmente quando um implante está localizado adjacente a um dente que tem
um abcesso ou uma infeção do canal radicular.

c. As bactérias do dente doente podem espalhar-se ao longo da superfície do implante, resultando numa infeção e na perda de osso na área que rodeia o implante.

G. De acordo com a condição de falha:

Estado clínico e radiográfico - O estado do implante é avaliado clínica e radiograficamente nesta área. O movimento do implante e a condição dos tecidos moles podem ser avaliados clinicamente. Nas radiografias, podem ser observadas anomalias estruturais e perda óssea à volta do implante. Os médicos podem avaliar o estado geral do implante e escolher a melhor forma de atuação utilizando os dados clínicos e radiológicos em conjunto.

DIAGNÓSTICO

O exame clínico e radiográfico é necessário para diagnosticar a saúde e as doenças peri-implantares. Por conseguinte, é necessário efetuar um exame clínico e radiográfico de base aquando da colocação de um implante. Esta informação serve de referência para avaliar alterações físicas ou patológicas nos tecidos peri-implantares ao longo do tempo.[97]

Diagnóstico clínico

- Etapas do exame clínico necessárias para identificar a existência de saúde peri-implantar, incluindo achados clínicos e radiográficos[104] :

1. A presença de biofilme nos implantes e nas suas restaurações deve ser especificamente examinada durante a avaliação clínica das condições dos tecidos moles que rodeiam os implantes.
2. Tal como os dentes naturais, os implantes dentários devem ser inspeccionados visualmente e sondados com frequência (pelo menos uma vez por ano) como parte de exames orais completos.
3. A sondagem da bolsa de implantes dentários deve ser efectuada com uma força ligeira (cerca de 0,25 N); a profundidade da bolsa peri-implantar deve ser tipicamente de 5 mm.
4. Em locais de implantes considerados saudáveis, não deve ocorrer hemorragia durante a sondagem. Para evitar qualquer trauma induzido pelo processo, a hemorragia à sondagem deve ser cuidadosamente verificada utilizando forças ligeiras (0,25 N). É difícil distinguir entre o traumatismo produzido mecanicamente e a inflamação peri-implantar provocada pelo biofilme; os "pontos" de hemorragia devem ser cuidadosamente avaliados, uma vez que podem indicar hemorragia devida a danos nos tecidos e não hemorragia relacionada com a inflamação dos tecidos.
5. Para distinguir entre estados saudáveis e doentes, é necessário efetuar um exame radiográfico intra-oral das alterações nos níveis ósseos à volta dos implantes (idealmente utilizando um suporte de película padronizado). Uma imagem tirada na linha de base (com a supraestrutura colocada) que permita claramente a identificação de um ponto de referência do implante, a visualização distinta das roscas do implante, para referência futura, bem como a avaliação dos níveis ósseos mesial e distal em relação a esses pontos de referência, deve ser um requisito para a avaliação radiográfica.
6. ausência de perda óssea adicional após as alterações iniciais do nível ósseo relacionadas com a remodelação óssea. O tipo e a posição do implante podem afetar a forma como o osso alveolar se remodela após o primeiro ano de função, embora a quantidade de alteração (ou perda) no osso alveolar que ocorre após a colocação do implante em função não deva ser superior a 2 mm. Quaisquer alterações superiores a 2 milímetros no primeiro ano devem ser consideradas patogénicas.

Geralmente, um tecido peri-implantar saudável não apresenta sinais de inflamação, hemorragia à sondagem (BOP) ou aumento da profundidade de sondagem (PD) em comparação com o exame inicial ou de base. A definição de diagnóstico da saúde peri-implantar baseia-se nos seguintes critérios[104]:

1. Ausência de sinais peri-implantares de inflamação dos tecidos moles (vermelhidão, inchaço ou hemorragia profusa à sondagem), e
2. A ausência de perda óssea adicional após a cicatrização inicial.

Uma DP aumentada pode indicar perda de inserção e perda de osso de suporte. O diagnóstico correto é crucial para desenvolver um plano de tratamento adequado, conduzindo ao sucesso do tratamento das doenças peri-implantares.

De acordo com o World Workshop on the Classification of Periodontal and Peri-Implant Diseases and Conditions (2018), a mucosite peri-implantar pode ser diagnosticada com base nos seguintes critérios[97]:

A. Presença de sinais de inflamação peri-implantar (vermelhidão, inchaço, linha ou hemorragia no espaço de 30 segundos após a sondagem), combinados com

B. Não há perda óssea adicional após a cicatrização inicial.

A peri-implantite pode ser diagnosticada clinicamente com base nos seguintes critérios[97]:

1. Presença de sinais de inflamação peri-implantar,
2. Evidência radiográfica de perda óssea após a cicatrização inicial, e
3. Aumento da profundidade de sondagem em comparação com a profundidade de sondagem após a colocação da reconstrução protética.

Na ausência de radiografias anteriores, um nível ósseo radiográfico >3 mm em combinação com BOP e PD >*6* mm é indicativo de peri-implantite.

O desenvolvimento da doença peri-implantar pode ser reconhecido e seguido em exames subsequentes e os seguintes parâmetros são sugeridos para serem utilizados no diagnóstico de peri-implantite[98] :

1. Dor

A dor não deve ser associada ao implante após a cicatrização. A percussão e forças até 500g podem ser utilizadas clinicamente para avaliar a dor ou o desconforto do implante. Normalmente, a dor do corpo do implante não ocorre, a não ser que o implante seja móvel e esteja rodeado por tecidos inflamados ou tenha uma fixação rígida, mas colida com um nervo. A dor durante a função coloca o implante na categoria de falha.[98]

2. Mobilidade

Os padrões de mobilidade de um implante são fundamentalmente diferentes dos de um dente natural após a aplicação gradual de força. A deflexão de um dente ocorre essencialmente em 2 fases após a aplicação de uma força experimental: A fase inicial de complacência (determinada pelo ligamento periodontal) e uma secundária subsequente caracterizada por maior rigidez que resulta da deformação elástica do osso alveolar e do próprio dente. Na fase terminal, quase nunca se observa uma deslocação adicional. A deflexão de um implante dentário, por outro lado, na mesma abordagem experimental, apresenta apenas um comportamento elástico linear. A mobilidade axial e horizontal dos dentes é maior por um fator de 10^1 - 10^2 em comparação com os implantes, devido ao diferente tipo de ancoragem no osso. Esta diferença é a razão para as recomendações de que as pontes suportadas tanto por dentes naturais como por implantes devem ser fabricadas com um "stress breaker" para compensar a diferente mobilidade do dente e do implante.[97]

A inflamação de origem bacteriana pode, em última análise, causar a perda de implantes que inicialmente tinham cicatrizado perfeitamente no osso. Praticamente todos os explantes examinados histologicamente apresentam placa e cálculo nas superfícies coronais do implante, bem como epitélio em proliferação noutras superfícies, com macrófagos multinucleados, granulócitos, tecido de granulação e sequestros de corpos carregados de bactérias. O osso vital e saudável é visto apenas apicalmente ao processo inflamatório. O mais notável é a forma dos defeitos ósseos que, por sua vez, podem ser determinados pelo desenho do implante. Os implantes do tipo parafuso exibem defeitos planos semelhantes a fossos, enquanto os implantes do tipo cilindro têm frequentemente defeitos profundos e angulares. O tecido de granulação substitui o osso reabsorvido e é separado do próprio implante por um epitélio escamoso em proliferação. O tecido de granulação que resulta do processo inflamatório começa marginalmente e segue o movimento bacteriano; o processo pode avançar extremamente rápido com a perda de um implante após apenas algumas semanas.[97]

3. Sondagem

- A sondagem à volta dos implantes deve ser repetida ao longo do tempo. O DP especificado varia entre > 4 mm e > 5 mm. De acordo com diferentes autores, diferentes limiares são referidos como peri-implantite:

- 6 mm PD,
- > 4 mm de peri-implantite inicial,
- > 6 mm de peri-implantite moderada, e
- > 8 mm peri-implantite grave,
- As bolsas < 4 mm indicam inflamação dos tecidos moles,
- Bolsas para tecidos moles de 4 mm.

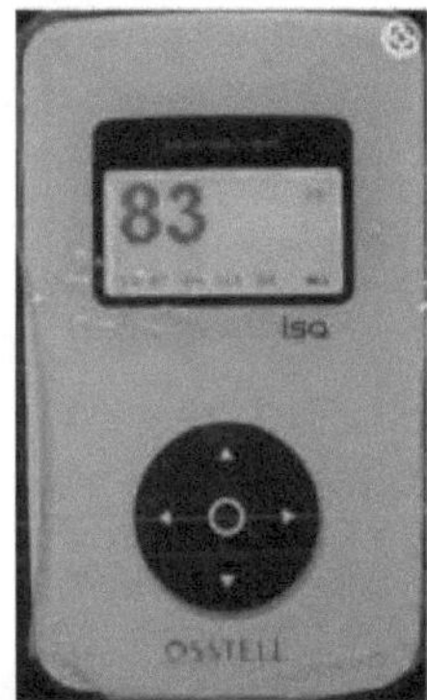

Fig 5.6.1 Dispositivos Osstell: Dispositivos baseados em RFA eléctricos e magnéticos.

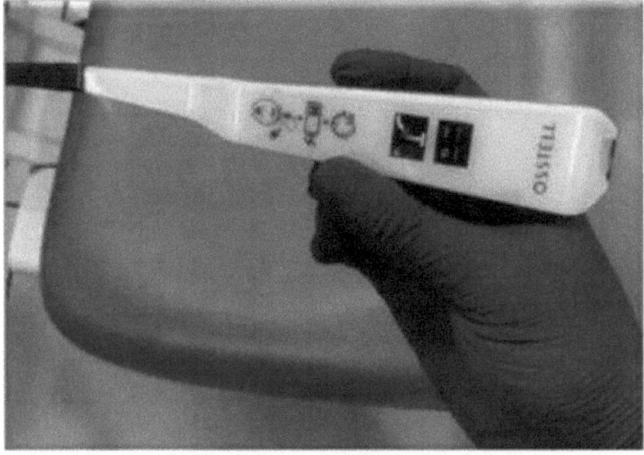

Fig 5.6.2 Dispositivo sem fios Osstell Beacon: Dispositivos baseados em RFA eléctricos e magnéticos.

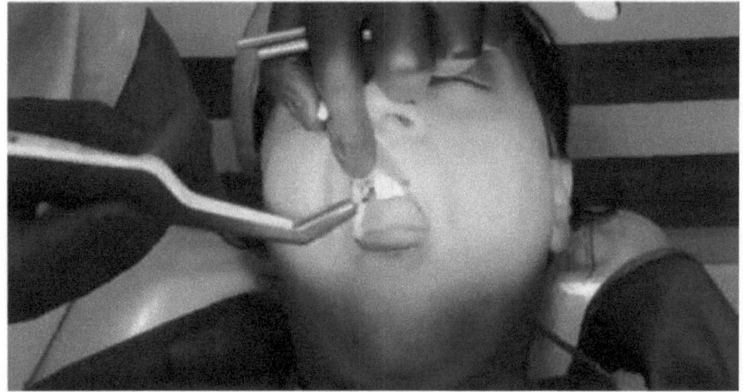

Fig. 5.6.3 Medição da ISQ através de um dispositivo Osstell magnético com bases RFA avançadas

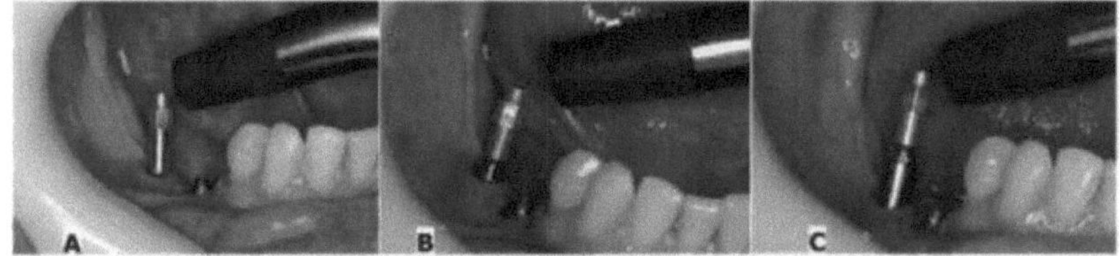

Fig 5.6.4 Estabilidade do implante ao nível do pilar e da plataforma Frequência de ressonância

Análise por Osstell (a) Plataforma de implante (b) Microvunit de 1 mm (c) Microvunit de 5 mm.

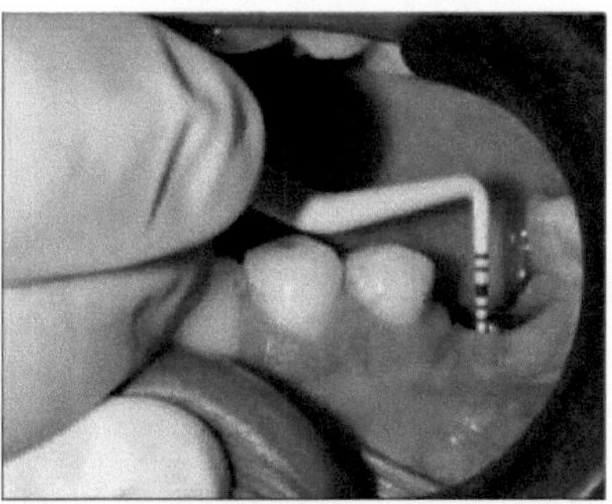

Fig 5.6.5 Sondagem com implante dentário

Caraterísticas radiográficas

Para diagnosticar e avaliar a doença conhecida como periimplantite, que afecta os implantes dentários, as caraterísticas radiográficas são extremamente importantes. Para efeitos de planeamento do tratamento, as imagens radiográficas ajudam os especialistas em medicina dentária a determinar o grau e a gravidade da periimplantite

Recomenda-se a realização de radiografias periapicais convencionais. As radiografias panorâmicas (RP) também podem ser utilizadas para o diagnóstico da peri-implantite. No entanto, as radiografias tridimensionais, que permitem avaliar não só as paredes ósseas mesial e distal, mas também as paredes ósseas vestibular e lingual/palatina, são superiores.

Perda óssea -

As imagens radiográficas, como as radiografias periapicais ou panorâmicas, mostram a extensão da perda óssea à volta do implante dentário. A periimplantite é caracterizada pela perda progressiva do osso de suporte, que é frequentemente o sinal radiográfico mais caraterístico da doença. Esta perda óssea pode manifestar-se como uma área radiolúcida (escura) à volta do implante.

Reabsorção óssea marginal -

Na periimplantite, a perda óssea ocorre normalmente em torno da região da crista do implante (a parte superior do implante) e pode estender-se apicalmente. O grau de reabsorção óssea marginal é frequentemente utilizado para classificar a gravidade da condição. A periimplantite ligeira pode apresentar uma perda óssea mínima, enquanto os casos graves podem envolver uma perda óssea substancial.

Lesões Radiolucentes -

As imagens radiográficas podem revelar a presença de lesões radiolucentes ou espaços à volta do implante. Estas lacunas representam a perda de suporte ósseo e podem ser indicativas da mobilidade do implante, o que é um sinal preocupante de periimplantite avançada.

Profundidade da bolsa peri-implantar -

A profundidade da bolsa peri-implantar (o espaço entre o implante e os tecidos moles circundantes) também pode ser avaliada radiograficamente. Uma bolsa peri-implantar profunda sugere descolamento de tecido e infeção à volta do implante. A profundidade desta bolsa pode ser medida na radiografia, mas também é normalmente confirmada clinicamente.

Perda óssea vertical e horizontal

As radiografias podem ajudar a distinguir entre perda óssea vertical e horizontal. A perda óssea vertical ocorre principalmente ao longo do comprimento do implante, enquanto a perda óssea horizontal é frequentemente observada como reabsorção óssea na direção circunferencial à volta do implante.

As radiografias podem identificar defeitos ósseos específicos, tais como crateras, fenestrações ou deiscências, que são indicadores de periimplantite avançada. Estes defeitos podem resultar da perda de osso devido a infeção e inflamação.

Em casos graves, as radiografias podem revelar a propagação da infeção para além do local do implante imediato, afectando o osso adjacente ou outras estruturas. Isto pode exigir uma investigação mais aprofundada e o planeamento do tratamento.

As caraterísticas radiográficas, por si só, podem não fornecer um diagnóstico completo da periimplantite. Normalmente, são utilizadas em conjunto com os achados clínicos e outros métodos de diagnóstico, como a análise microbiológica, para avaliar a gravidade e orientar o tratamento da periimplantite.

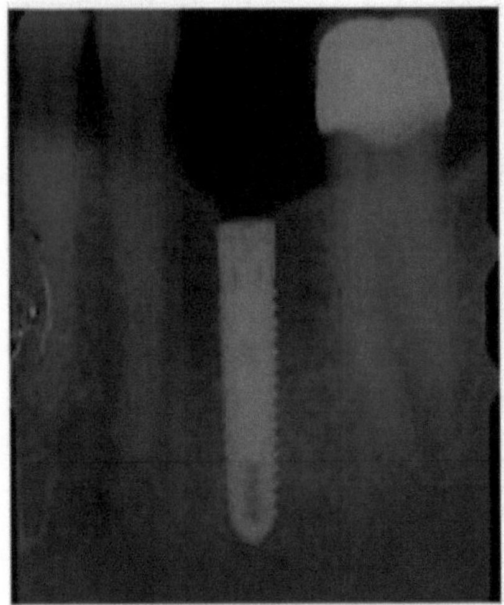
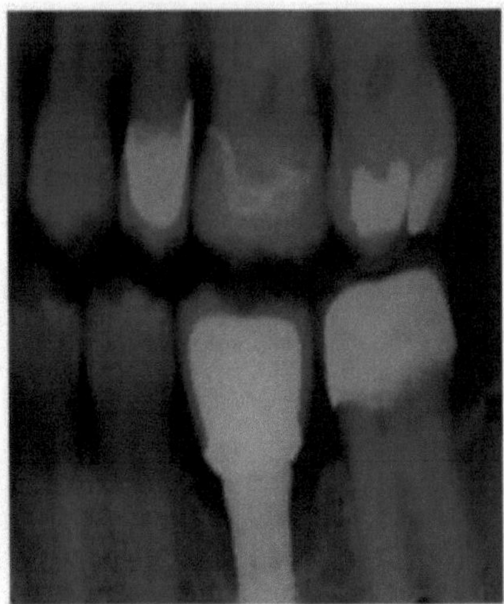

Fig 5.6.6 Radiografia da substituição do implante 36 e radiografia mostrando a perda óssea do implante 36, no seguimento de 2 anos.

Etapa I. Mobilidade

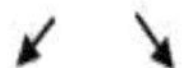

Afrouxamento do pilar? -> Ajustar a prótese Perda de osseointegração? -> Remover implante

---

Etapa II. Estado dos tecidos moles

Avaliar a BOP/PD/SUPP em 4 a 6 locais

PD > 5 mm + BOP/SUPP

TIRAR UMA RADIOGRAFIA

Etapa III. Avaliação radiográfica do nível ósseo (mesial e distal)

Quantidade de perda óssea (ABL) = 1,5 + 0,2 χ anos de implante em função

Perda óssea patológica (PBL) = quantidade atual de perda óssea - ABL

Peri-impantite ligeira PBL: 0,5 -1 mm

Peri-implantite moderada PBL: 1,1 -1,5 mm

Peri-implantite grave PBL: > 1,5 mm

Etapa IV. Prognóstico do implante

Taxa de perda óssea (RBL) = ABL/anos de funcionamento do implante

---

Etapa V. Avaliar os factores iatrogénicos

Restos de cimento, mau posicionamento, assentamento da restauração-pilar, contorno excessivo da reconstrução

Tabela 5.6.1. Fundamentação para o diagnóstico e prognóstico da peri-implantite. (BOP: hemorragia à sondagem; PD: profundidade de sondagem; SUPP: supuração; implante BL: implante ao nível do osso; implante SLT: implante ao nível dos tecidos moles)[98]

O clínico inicia o procedimento de diagnóstico com as seguintes perguntas[98]:

Etapa I. Existe mobilidade do implante?

Isto pode dever-se ao facto de o pilar se ter soltado. Se for esse o caso, a oclusão deve ser verificada e ajustada.

No entanto, se for devido a uma falta de osseointegração, o implante falhou e tem de ser removido.

Etapa II. Existe BOP/ SUPP/aumento da DP peri-implantar?

A sondagem é uma ferramenta de diagnóstico essencial. Sondar os tecidos peri-implantares em 4 - 6 locais e avaliar PD, BOP e SUPP. A BOP sugere uma inflamação dos tecidos moles, enquanto a SUPP está normalmente associada a peri-implantite.

Se não existir uma medição de base, uma DP > 5 mm juntamente com BOP à volta do implante em mais do que um local deve incentivar o médico a efetuar uma radiografia.

Se existirem medições de base, o aumento da DP com BOP e/ou supuração indica a necessidade de avaliar o nível ósseo à volta do implante.

Se a sonda penetrar > 5 mm à volta dos implantes apenas num local sem inflamação dos tecidos moles (sem BOP/SUPP), pode dever-se a deiscência óssea. Neste caso, não se deve a uma doença peri-implantar.

A construção protésica pode dificultar a sondagem, pelo que, se possível, remover a construção protésica.

Etapa III. Existe perda óssea?

A radiografia periapical padronizada é indicada para o diagnóstico de peri-implantite. Deve ser efectuada paralelamente ao corpo do implante. Com a radiografia periapical, podem ser avaliados os níveis ósseos mesial e distal ao implante. A imagiologia tridimensional, como a tomografia computorizada de feixe cónico (CBCT), pode ser mais informativa porque permite a avaliação das placas ósseas vestibulares e orais dos implantes nas dimensões vertical e horizontal. Se os níveis ósseos diferirem nos aspectos mesial e distal, então o aspeto mais pronunciado deve ser utilizado para a avaliação.

Como ponto de referência, deve ser utilizada a ligação pilar-fixação ou pilar-coroa para implantes ao nível do osso e o ombro do implante para implantes ao nível dos tecidos moles.

O relatório de consenso da Primeira EWP sugeriu que "os critérios de sucesso exigem uma perda óssea marginal média inferior a 1,5 mm durante o primeiro ano após a inserção da prótese e, posteriormente, uma perda óssea anual inferior a 0,2 mm". Utilizando os critérios de sucesso acima mencionados e, além disso, avaliando o tempo do implante em função, a ABL fisiológica máxima pode ser calculada utilizando a seguinte fórmula 1,5 mm + 0,2 mm x anos de implante em função. A perda óssea patológica (suprafisiológica) (PBL) pode ser calculada subtraindo a perda óssea fisiológica máxima da quantidade atual de perda óssea detectada radiograficamente. Dependendo do resultado, a peri-implantite pode ser classificada como ligeira (se a PBL for de 0,5 - 1 mm), moderada (se a PBL for de 1,1 - 1,5 mm) ou grave (se a PBL for > 1,5 mm).

Etapa IV. Prognóstico do implante

O prognóstico do funcionamento dos implantes depende da quantidade e da taxa de perda óssea (RBL). A RBL pode ser avaliada dividindo a ABL pelos anos de funcionamento do implante. De acordo com a perda óssea relacionada com o comprimento do implante, pode descobrir-se a quantidade de perda óssea que se pode esperar anualmente. Por conseguinte, é possível fazer uma previsão quando a quantidade de mais de metade do corpo de um implante. No entanto, se o doente não estiver a ser acompanhado regularmente, poderá ser difícil avaliar a evolução da perda óssea e prever uma possível perda óssea no futuro.

Etapa V. Avaliar os factores iatrogénicos que causaram a doença

Devem ser avaliados factores iatrogénicos, como restos de cimento, mau posicionamento do implante, assentamento inadequado da restauração-pilar e contorno excessivo da reconstrução que perturbe o controlo adequado da placa bacteriana.

Caraterísticas microbiológicas :

A identificação e medição de microrganismos específicos ligados à infeção estão incluídas nos aspectos microbiológicos do diagnóstico da periimplantite. A conceção de planos de tratamento eficazes que tenham em conta a composição microbiana e a resposta do hospedeiro é crucial. Estes planos podem incluir desbridamento mecânico, antibióticos tópicos ou sistémicos, ou outras abordagens terapêuticas. Para garantir uma abordagem completa ao diagnóstico e tratamento da periimplantite, os profissionais de medicina dentária devem colaborar estreitamente com microbiologistas e periodontistas.

O desenvolvimento de biofilmes microbianos na superfície do implante é o ponto de partida habitual para a periimplantite. Populações complexas de microrganismos, principalmente bactérias, conhecidas como biofilmes, agarram-se à superfície dos implantes e são protegidas do ambiente por uma matriz de substância polimérica extracelular (EPS). Estes biofilmes produzem um ambiente ideal para o desenvolvimento e propagação de microrganismos nocivos.

Técnicas de amostragem -

Para diagnosticar microbiologicamente a periimplantite, são recolhidas amostras da área afetada. Estas amostras podem ser recolhidas utilizando várias técnicas, tais como pontas de papel, curetas ou irrigações das bolsas peri-implantares. A escolha da técnica pode depender da situação clínica específica e da profundidade das bolsas peri-implantares.

Depois de recolhidas, as amostras são transportadas para um laboratório de microbiologia para serem examinadas. Os microrganismos encontrados no biofilme da periimplantite podem ser identificados e caracterizados utilizando uma variedade de técnicas:

- **Técnicas culturais**

As culturas microbiológicas tradicionais envolvem a cultura de microrganismos provenientes do processo de recolha de amostras num determinado meio de crescimento. Esta técnica permite a identificação das espécies bacterianas específicas presentes e a sua suscetibilidade aos antibióticos.

- **Reação em cadeia da polimerase (PCR)**

As técnicas de PCR podem identificar espécies microbianas específicas através da deteção e amplificação do ADN das bactérias. Esta técnica é bastante sensível e pode detetar mesmo pequenas quantidades de germes.

- **Sequenciação de nova geração (NSG)**

As tecnologias NGS, como a sequenciação do gene 16S rRNA, oferecem uma investigação exaustiva de toda a comunidade microbiana no biofilme. Numerosos microrganismos, incluindo espécies anteriormente não cultiváveis, podem ser identificados através deste método.

- **Teste de suscetibilidade a antibióticos**

As bactérias cultivadas podem ser testadas quanto à sua suscetibilidade aos antibióticos, o que ajuda a escolher a terapia antibiótica mais eficaz.

Perfil Microbiano -

As bactérias relacionadas com a periimplantite podem ser encontradas numa grande variedade, de acordo com a análise microbiológica. Espécies de Streptococcus, Prevotella, Porphyromonas, Fusobacterium e Aggregatibacter estão entre os agentes patogénicos que são frequentemente descobertos. O perfil microbiano deve ser compreendido de forma a personalizar os planos de tratamento.

A avaliação microbiológica também pode fornecer informações sobre a quantidade ou carga de bactérias específicas no biofilme. Cargas bacterianas elevadas de determinados agentes patogénicos podem indicar uma infeção mais grave e orientar as decisões de tratamento.

Para além de determinar a bactéria exacta, é crucial avaliar a forma como o hospedeiro está a reagir à infeção. A proteína C-reactiva (PCR) e as citocinas pró-inflamatórias são exemplos de marcadores de inflamação que podem ser medidos para ajudar a determinar o grau de periimplantite e direcionar o tratamento.

TRATAMENTOS NÃO CIRÚRGICOS

As terapias oferecidas para a gestão das perturbações peri-implantares baseiam-se maioritariamente nas evidências do tratamento da periodontite. Uma vez que a periimplantite é uma doença causada por um micróbio, a infeção tem de ser tratada. Consequentemente, o principal objetivo do tratamento da mucosite peri-implantar e da peri-implantite é remover o biofilme da superfície do implante[109].

As roscas dos parafusos e a rugosidade da superfície da maioria dos implantes contribuem para as dificuldades em reduzir a carga bacteriana para um nível que permita a cicatrização, especialmente quando se utilizam terapias mecânicas convencionais habitualmente utilizadas no tratamento da doença periodontal nos dentes. Outro problema no tratamento da peri-implantite é que o desenho da restauração protética pode impedir a limpeza mecânica eficaz e o tratamento de implantes infectados. Ajustar a restauração protética de modo a permitir que o doente efectue os cuidados adequados em casa e que o médico aceda e limpe com êxito o local doente é uma componente importante no tratamento da mucosite peri-implantar e da peri-implantite. Os antibióticos, os anti-sépticos e os tratamentos a laser foram propostos como terapias adjuvantes para melhorar o tratamento não cirúrgico da mucosite peri-implantar e da peri-implantite. Nos doentes com peri-implantite, têm sido efectuados métodos cirúrgicos para conseguir a cicatrização e/ou regeneração das deficiências.[110]

Os principais processos na terapia peri-implantar são semelhantes aos da terapia periodontal:

1) Controlo da infeção,
2) Terapia corretiva não cirúrgica e cirúrgica,
3) Terapia regenerativa, se indicada, e
4) Terapia de suporte.

Seguem-se as diretrizes clínicas gerais para a terapia da peri-implantite[110]:

- Limpar a superfície do implante para remover depósitos duros e moles para resolver a infeção.
- Ajustar a supraestrutura protética conforme necessário para permitir uma higiene oral adequada. Sem uma higiene oral adequada, a infeção não desaparecerá.
- Prevenir a recorrência da infeção, reforçando os hábitos de higiene oral do paciente (fase de higiene).
- Realizar uma terapia não cirúrgica ou cirúrgica para obter acesso à superfície do implante para limpeza mecânica e química (fase corretiva).

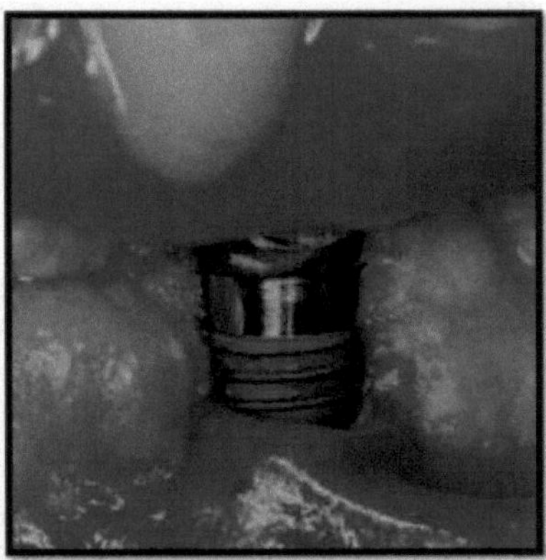

Fig 5.7.1 Implante com uma porção da superfície rugosa exposta na cavidade oral.

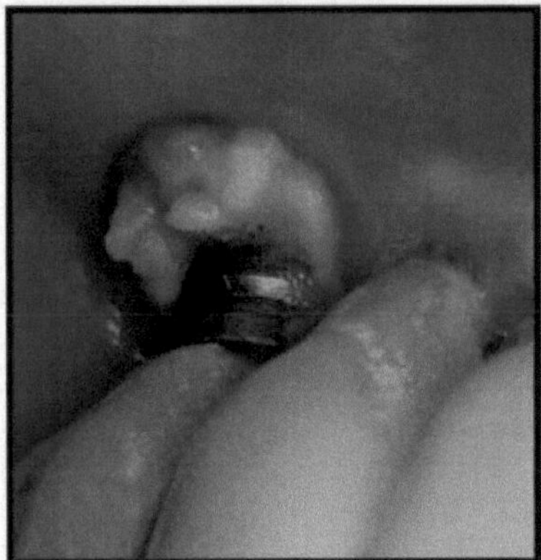

Fig 5.7.2 Placa na superfície exposta do implante

- Efetuar procedimentos de redução de bolsas em locais onde não existam lesões intra-ósseas ou onde estas não existam.
- Nos defeitos com envolvimento intraósseo (fase regenerativa), efetuar métodos cirúrgicos para obter o preenchimento do defeito e a redução da bolsa.
- Manter os resultados encorajando o doente a praticar uma boa higiene dentária e a aderir a um sistema de recolha organizado (apoiar)[111].

Tratamento da mucosite peri-implantar

Foram desenvolvidos dispositivos manuais especialmente construídos, compostos por titânio puro ou materiais cerâmicos, para o desbridamento mecânico da superfície do implante, de modo a minimizar os danos na superfície do implante.

Por outro lado, é questionável se podem limpar eficazmente entre os defeitos da superfície rugosa e entre as roscas. Com o objetivo de tratar implantes dentários com ultra-sons, foram criadas pontas com revestimentos de plástico ou Teflon. A instrumentação mecânica das superfícies dos implantes não deve ser efectuada com ferramentas mais macias do que o titânio. Se forem utilizados instrumentos mais macios, o material do instrumento pode funcionar no sulco como uma entidade estranha, impedindo a ocorrência do processo de cicatrização.[111]

Os médicos devem detetar lesões não avançadas nos implantes o mais rapidamente possível e tratá-las. Foi demonstrado que a terapia mecânica, por si só ou em combinação com enxaguamentos anti-sépticos, é eficaz no tratamento da mucosite peri-implantar. Independentemente do modo de tratamento, a manutenção do controlo da placa bacteriana pelo doente é essencial para o sucesso da terapia. Para tal, o doente deve ser capaz de utilizar uma variedade de instrumentos de higiene oral, incluindo escovas de dentes, escovas interdentais e fio dentário. A prótese tem frequentemente de ser modificada pelo médico para permitir uma boa higiene oral. De seguida, o médico dá conselhos sobre a manutenção de uma boa higiene oral. Também são permitidas escovas de dentes eléctricas e manuais. Atualmente, existem poucas provas que apoiem a utilização de escovas de dentes manuais ou eléctricas por pessoas que tenham colocado implantes. De seguida, o médico dá conselhos sobre a manutenção de uma boa higiene oral. Também são permitidas escovas de dentes eléctricas e manuais. Atualmente, existem poucas provas que apoiem a utilização de escovas de dentes manuais ou eléctricas em pessoas que tenham colocado implantes. Em idosos com sobredentaduras suportadas por implantes, não se registaram alterações na eficácia: No entanto, as escovas de dentes eléctricas removem mais

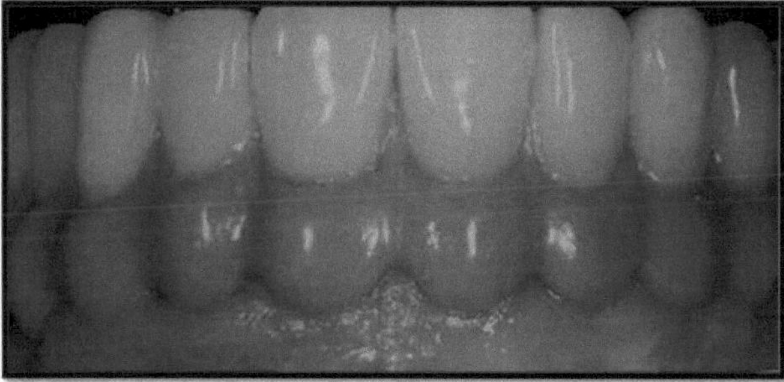

Fig 5.7.3 O desenho da prótese pode inibir a higiene oral correta.

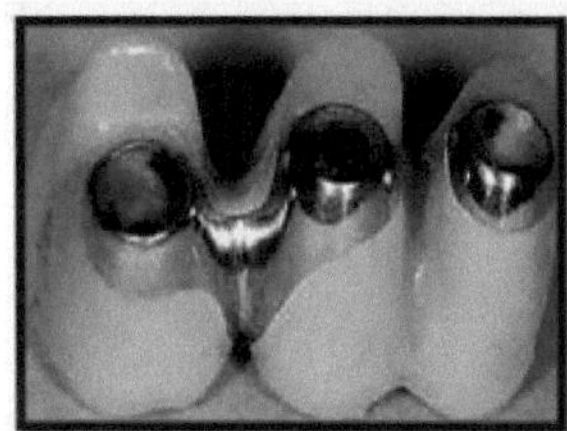

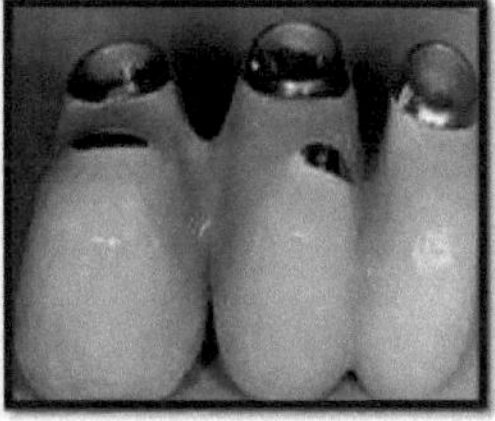

Fig. 5.7.4 A porcelana demasiado estendida deve ser ajustada.

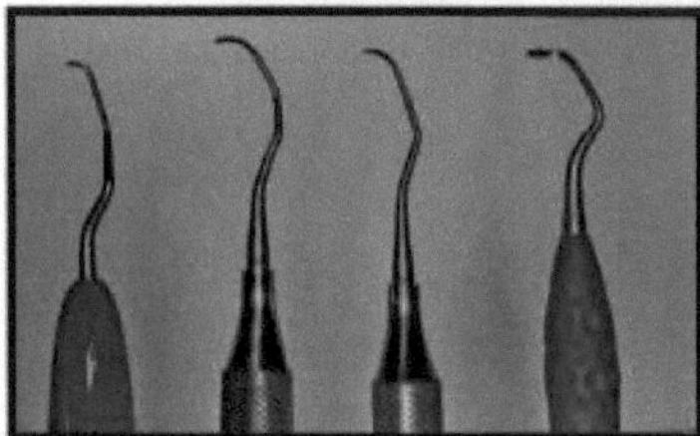

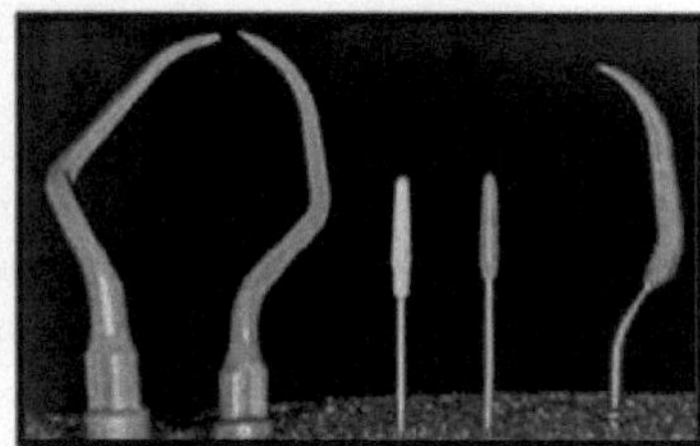

Fig 5.7.5 Instrumentos manuais para desbridamento de superfícies de implantes e pontas

ultra-sónicas especificamente concebidas para utilização em implantes.

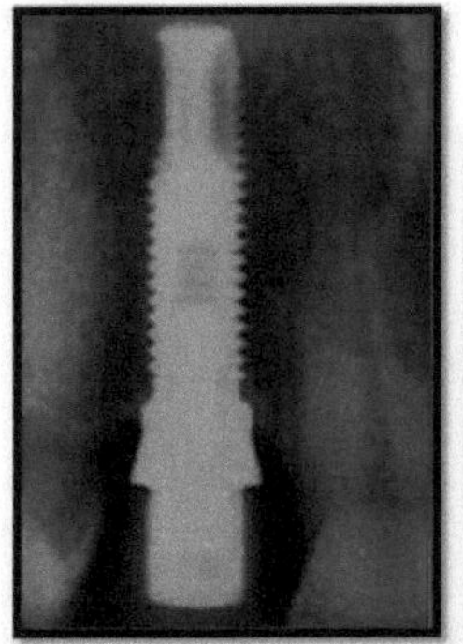

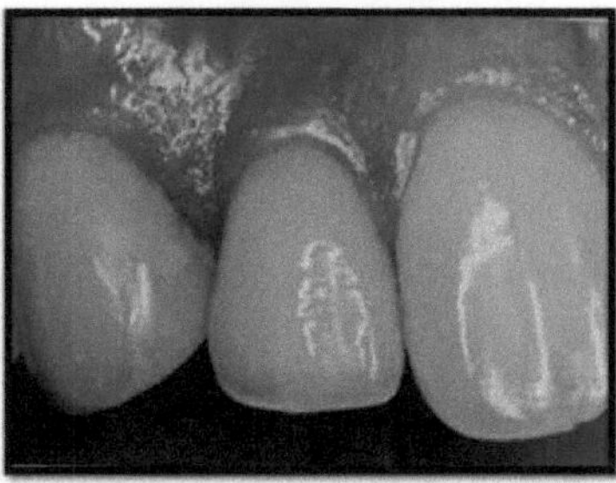

Fig 5.7.6 Aspeto radiográfico e clínico da mucosite peri-implantar.

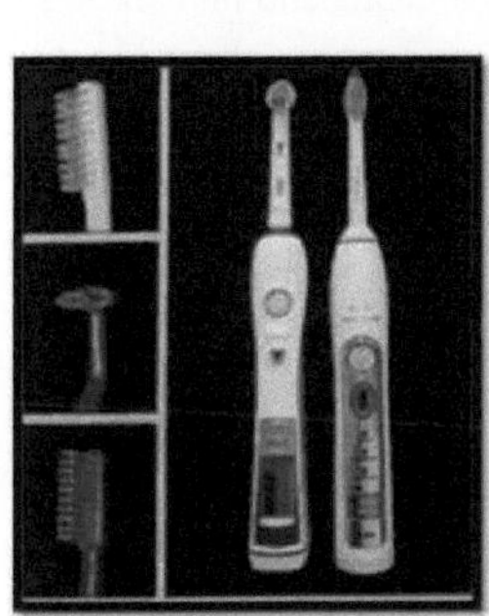

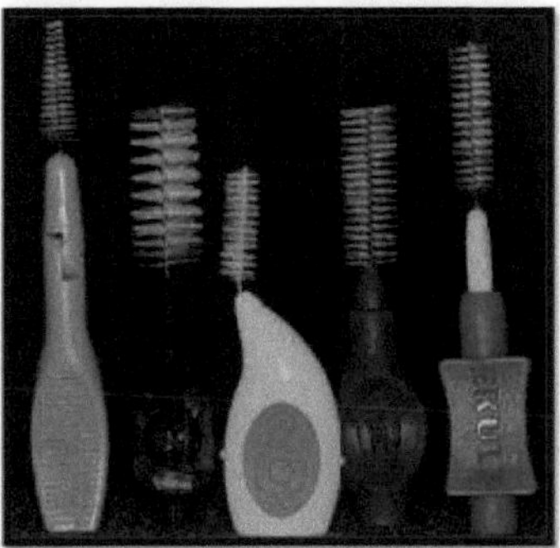

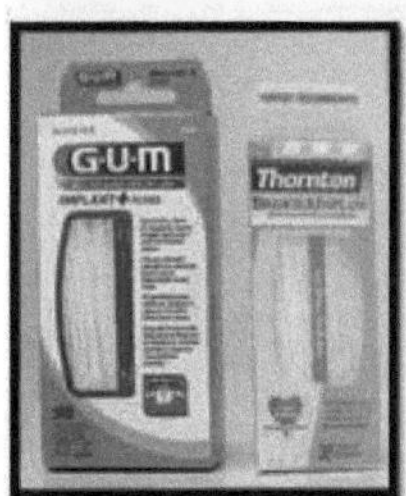

Fig 5.7.7 Instrumentos de higiene oral geralmente recomendados (1) Escova de dentes manual e eletrónica, (2) Escovas interproximais, (3) Fio dentário.

O fio dentário ou as escovas interdentais devem ser utilizados, embora, pela minha experiência, os doentes tendam a preferir as escovas. Ao sugerir escovas interdentais, é crucial que a escova seja suficientemente grande para o espaço interdental. Se a escova for demasiado pequena, o doente terá dificuldade em utilizá-la corretamente e a limpeza será frequentemente insuficiente. Nalgumas circunstâncias, incluindo a limpeza por baixo de pônticos, pode ser preferível usar fita dentária ou fio dental.[111]

Os enxaguamentos anti-sépticos podem ajudar o paciente a praticar a higiene oral manual. Em pessoas com bolsas pouco profundas à volta dos implantes, os elixires bucais que contêm óleos essenciais e gluconato de clorexidina podem diminuir a hemorragia nos níveis de sondagem e aumentar os índices de placa.[113]

Uma única irrigação profissional do sulco peri-implantar com clorexidina não foi demonstrada como sendo útil, nem a administração antimicrobiana localizada foi adicionada à limpeza manual da superfície do implante. Parece útil a auto-irrigação de pequenas áreas com poucos sinais de infeção. A hemorragia durante a sondagem e as profundidades são reduzidas através do desbridamento mecânico das áreas afectadas pela mucosite com instrumentos manuais. Em áreas de mucosite peri-implantar com bolsas profundas, a inflamação pode recidivar. Quando isto acontece, pode ser necessário efetuar um procedimento cirúrgico para obter acesso ao pilar contaminado e desinfectá-lo completamente. Este procedimento cirúrgico pode provocar o recuo da mucosa.[113]

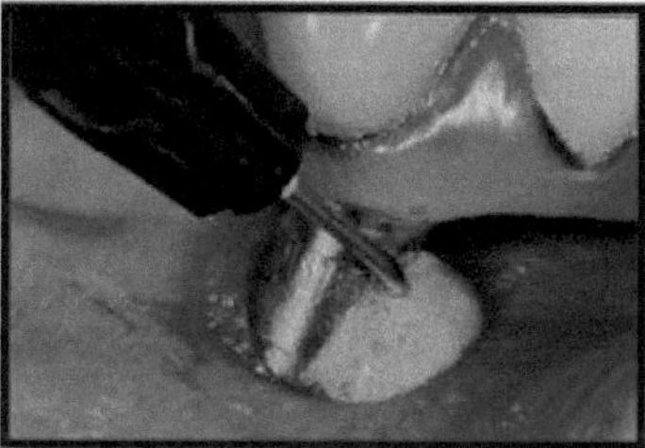

Fig 5.7.8 Irrigação com peróxido de hidrogénio.

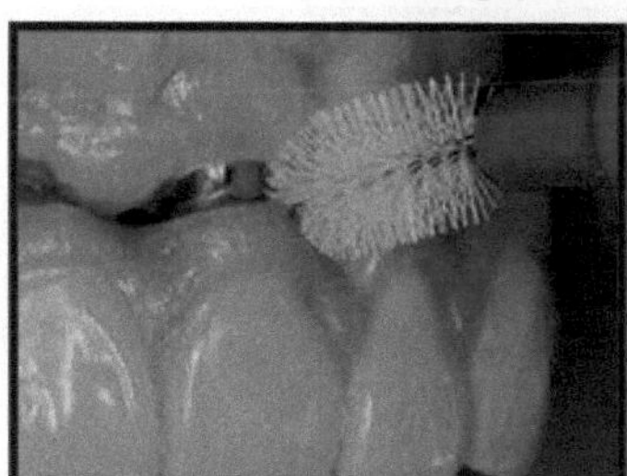

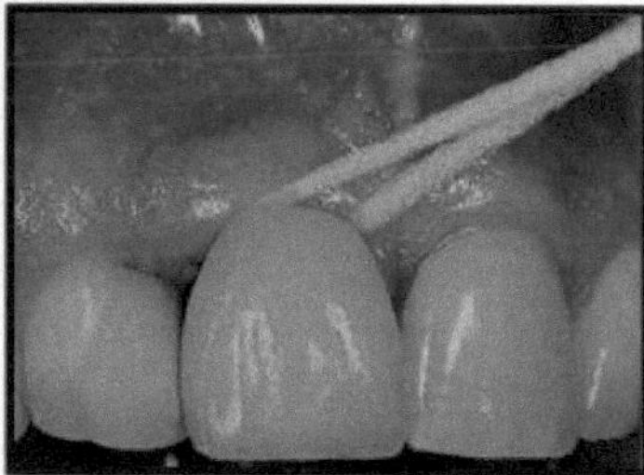

Fig 5.7.9 Escovas interdentais utilizadas entre implantes e fio dentário utilizado sob um pôntico.

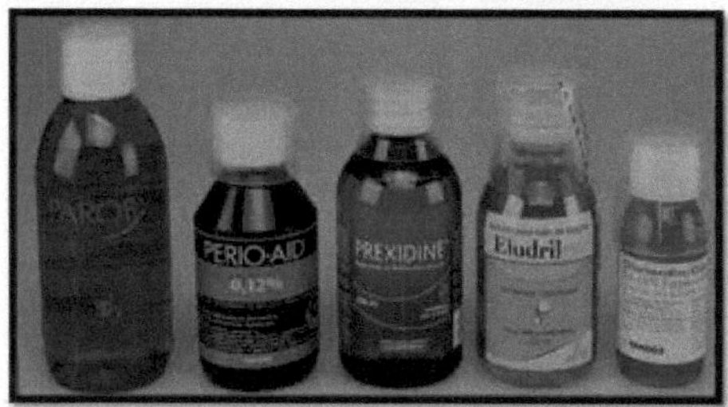

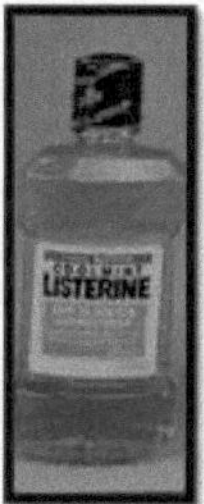

Fig 5.7.10 Existe uma grande variedade de enxaguamentos orais.

Tratamento da peri-implantite

O doente desenvolve peri-implantite quando a inflamação em redor de um implante está clinicamente associada a perda óssea. Esta condição é mais difícil de tratar pelo médico do que a mucosite peri-implantar, uma vez que as roscas do implante estão expostas e, frequentemente, também existe uma superfície rugosa. As opções de tratamento para a peri-implantite incluem cirurgia e métodos não cirúrgicos. No entanto, é aconselhável iniciar sempre o tratamento da peri-implantite utilizando uma estratégia não cirúrgica, semelhante à abordagem terapêutica utilizada para tratar a periodontite. Isto permite ao clínico avaliar tanto a adesão do paciente a uma rotina ou regime de limpeza como a reação tecidular precoce.[114]

❖ **Tratamento não cirúrgico :**

Ao contrário das lesões periodontais, que podem ter uma variedade de morfologias e são normalmente restritas a uma superfície dentária, as lesões de peri-implantite são tipicamente circunferenciais.

Por conseguinte, o profissional médico necessita de equipamento que permita o acesso a todo o perímetro do implante que está a ser tratado. Embora tenha sido observada alguma melhoria na peri-implantite após a terapia mecânica utilizando scalers ou dispositivos ultra-sónicos com pontas feitas de plástico ou Teflon, não foram documentadas diminuições apreciáveis na hemorragia à sondagem ou nas profundidades das bolsas de sondagem.[114]

Antibióticos administrados localmente, tais como fibras impregnadas com tetraciclina, gel de libertação lenta contendo doxiciclina (Atridox, Zila Inc., Fort Collins, CO, EUA) ou microesferas de minociclina (Arestin®, Orapharma Inc. Horsham, PA, EUA), têm sido utilizados como complemento à terapia mecânica. Foi observada uma redução da hemorragia e da sondagem, bem como profundidades de sondagem mais rasas, como resultado destas terapias combinadas.[115]

Para a peri-implantite, **a terapia laser** tem sido sugerida como um tratamento possível. O tratamento mecânico tradicional pode não ser tão eficaz como a utilização de um laser Er:YAG. A terapia com laser Er:YAG pode degranular e desbridar a superfície do implante de forma eficaz e segura, ao mesmo tempo que tem um efeito bactericida. "Foram registados resultados clínicos ligeiramente melhores após o tratamento com laser, em comparação com o desbridamento mecânico tradicional".[116]

Quando a prótese é removida para permitir o acesso ao tratamento, deve ser limpa e, se necessário, ajustada para permitir **um controlo adequado da placa bacteriana.**[114]

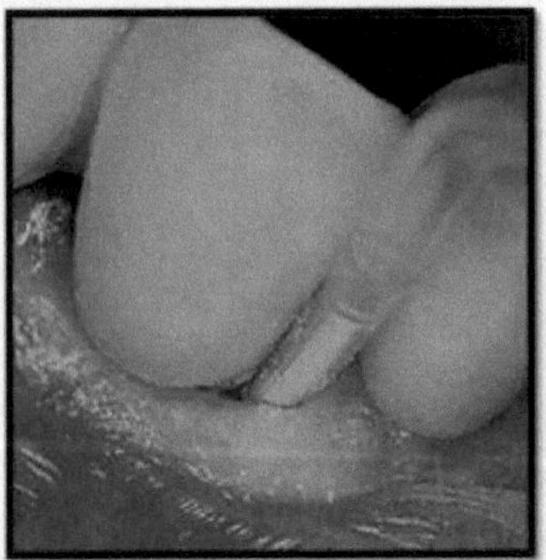
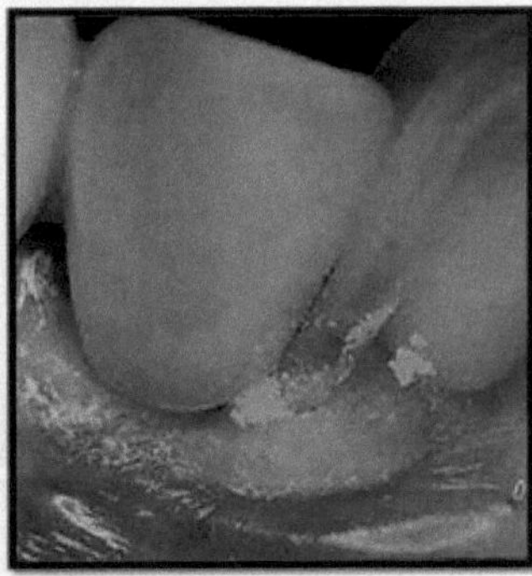

Fig 5.7.11 Aplicação local de antibióticos (Arestin®)

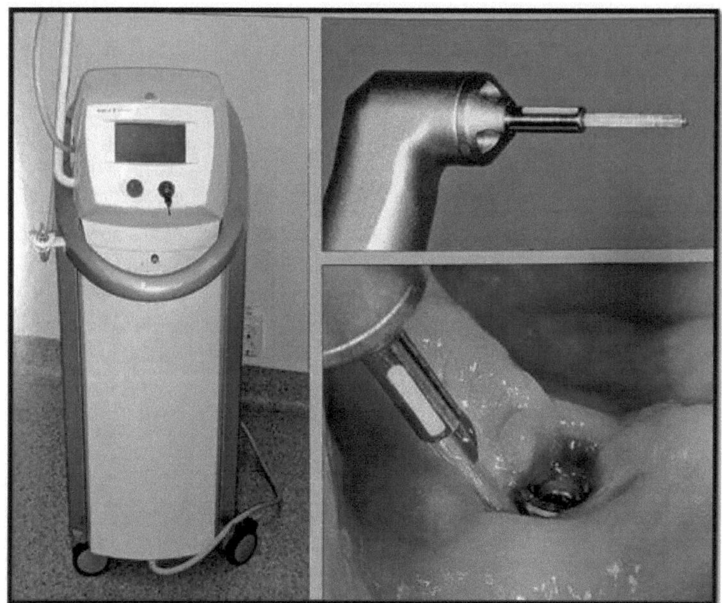

Fig 5.7.12 O laser Er.YAG é uma opção terapêutica para a peri-implantite.

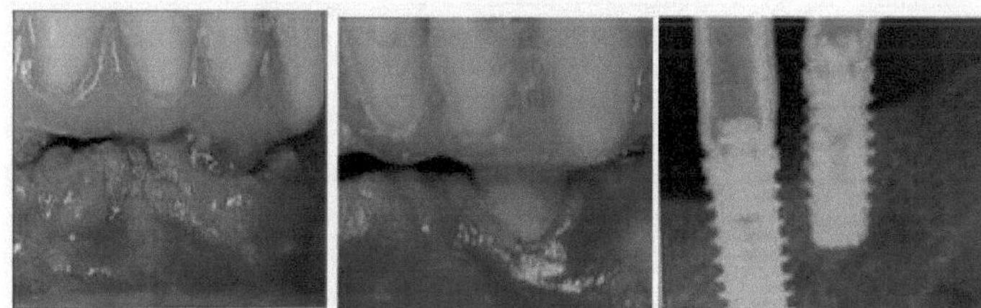

Fig 5.7.13 Um caso clínico tratado com laser Er.YAG.

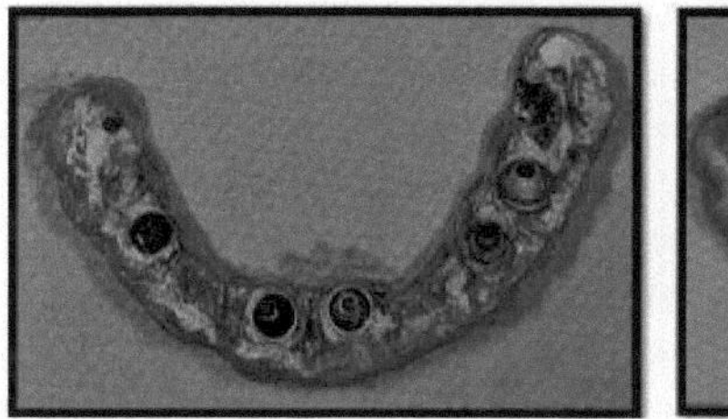

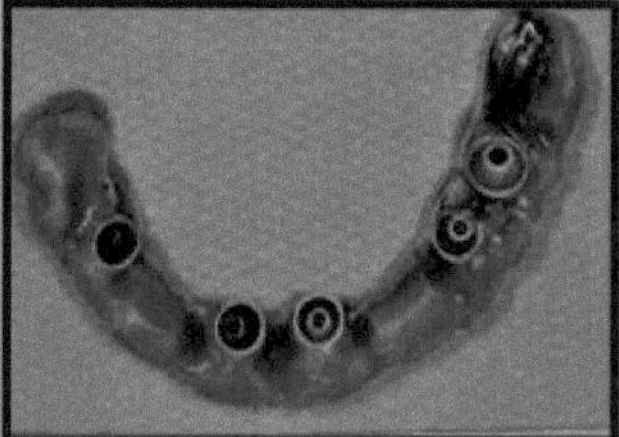

Fig 5.7.14 Uma prótese aparafusada, removida para obter acesso para tratamento à volta do implantes, devem ser limpos.

Fig 5.7.15 O fluxo periológico®

O Perio-Flow (EMS. Nyon, Suíça), um novo procedimento para o controlo da infeção subgengival, utiliza a abrasão por partículas transportadas pelo ar. Na bolsa contaminada, é inserido um bocal de plástico fino e descartável. A irrigação com pó à base de glicina remove o biofilme. Os resultados clínicos são equivalentes ao desbridamento subgengival dos dentes com esta técnica segura. A utilização de um dispositivo de abrasão de partículas transportadas pelo ar pode alterar as propriedades da superfície dos implantes de titânio, de acordo com evidências in vitro. Num ensaio clínico que comparou o Perio-Flow abrasivo a ar e um laser Er:YAG para o tratamento da peri-implantite avançada, foram observadas reduções equivalentes nas profundidades das bolsas de sondagem, na frequência de supuração e na hemorragia do implante.[118]

Não se recomenda a instrumentação mecânica das superfícies dos implantes com ferramentas mais macias do que o titânio. A instrumentação mecânica das superfícies dos implantes é um desafio e frequentemente insuficiente para tratar a doença. Ao diminuir a hemorragia à sondagem e a profundidade da bolsa, a utilização de antibióticos locais em conjunto com a terapia mecânica é vantajosa. Embora a abrasão com partículas transportadas pelo ar e a terapia com laser Er:YAG sejam tratamentos eficazes, não curam a peri-implantite avançada[118].

TRATAMENTOS CIRÚRGICOS

A terapêutica mecânica não cirúrgica, por si só, é frequentemente insuficiente para tratar a maioria dos doentes com peri-implantite, sendo necessária uma intervenção cirúrgica. Antes de qualquer intervenção cirúrgica, deve ser sempre utilizada uma terapia não cirúrgica. O médico pode avaliar a capacidade do doente para praticar boas práticas de higiene oral, bem como a resposta de cura à terapêutica não cirúrgica durante o período preliminar. Se não for possível manter uma higiene dentária adequada, o médico pode decidir não efetuar a cirurgia e considerar outras opções de tratamento. Dar acesso à superfície contaminada do implante para desbridamento e desinfeção é o principal objetivo de uma cirurgia cirúrgica.[119]

Para promover a cicatrização e reduzir a probabilidade de progressão adicional da doença, o biofilme e os depósitos calcificados devem ser eliminados. A terapêutica mecânica não cirúrgica, por si só, não é suficiente para tratar a maioria dos doentes com peri-implantite, sendo necessária uma intervenção cirúrgica. Antes de qualquer intervenção cirúrgica, deve ser sempre utilizada uma terapia não cirúrgica. O médico pode avaliar a capacidade do doente para praticar boas práticas de higiene oral, bem como a resposta de cura à terapia não cirúrgica durante o período preliminar. Se não for possível manter uma higiene dentária adequada, o médico pode decidir não efetuar a cirurgia e considerar outras opções de tratamento. Dar acesso à superfície contaminada do implante para desbridamento e desinfeção é o principal objetivo de uma cirurgia cirúrgica.

Utilizou-se uma técnica de acesso cirúrgico com retalho aberto, solução salina estéril e curetas para a limpeza da superfície do implante, sendo também administrados antibióticos sistémicos em simultâneo. Os parâmetros clínicos foram avaliados aos 3, 6 e 12 meses, tendo sido demonstrado que esta abordagem cirúrgica, quando associada a um protocolo pós-operatório rigoroso e à antibioterapia sistémica, foi uma opção de tratamento eficaz. Para além disso, até aos 12 meses após a terapêutica, os resultados favoráveis aos 3 meses continuaram a ser evidentes.

A maior quantidade possível de tecido mole deve ser preservada pelo desenho do retalho. Para permitir a elevação do retalho, aconselha-se uma incisão em bisel invertido[120].

A limpeza mecânica da superfície do implante é efectuada após a remoção do colar de tecido mole doente que rodeia o implante. Para este tratamento, são aconselhados instrumentos de titânio puro. Este processo é facilitado pela utilização de uma escova rotativa de titânio em vez dos métodos de limpeza mecânica tradicionais. Durante a cirurgia, a superfície do implante também foi limpa com ferramentas de abrasão de partículas transportadas pelo ar. Ao utilizar esta técnica para a limpeza da superfície, é necessário ter cuidado para evitar o enfisema subcutâneo. Em conjunto com terapias cirúrgicas reconstrutivas ou regenerativas, a utilização de dispositivos abrasivos, a descontaminação a laser ou a implantoplastia da parte exposta

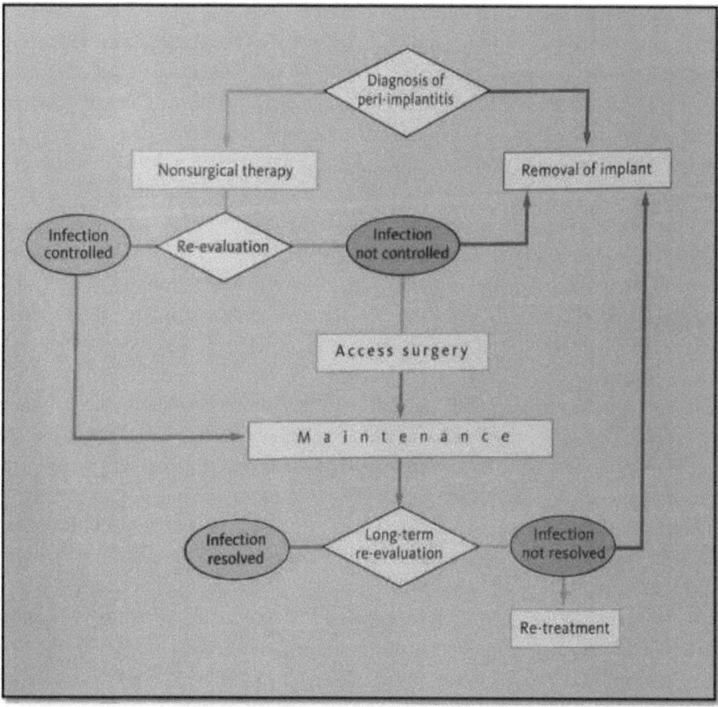

Fig 5.8.1 Árvore de decisão que ilustra o processo de gestão do doente antes da decisão de intervir cirurgicamente.

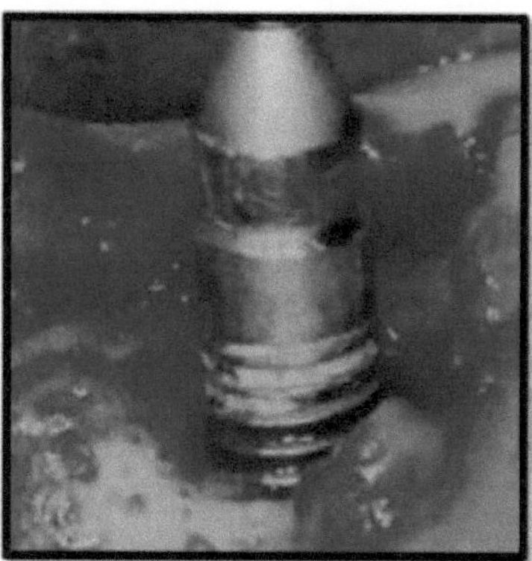

Fig 5.8.2 Depósitos calcificados entre as roscas do implante.

da superfície do implante pode produzir resultados clínicos um pouco melhores do que o tratamento padrão sozinho.[120]

Após a limpeza mecânica, a superfície do implante deve ser descontaminada quimicamente. O ácido cítrico, as cloraminas, o cloridrato de tetraciclina, o gluconato de clorexidina, o peróxido de hidrogénio e o cloreto de sódio são algumas das substâncias que têm sido utilizadas. Limpeza de superfícies As técnicas de limpeza de superfícies não demonstraram ser superiores umas às outras. No entanto, o peróxido de hidrogénio a 3% é frequentemente utilizado em clínicas para a limpeza química da superfície do implante. Tem sido utilizado em numerosos ensaios clínicos e em animais. A superfície do implante deve ser descontaminada quimicamente durante cerca de 2 minutos e, em seguida, a região da ferida e a superfície do implante devem ser completamente limpas com solução salina estéril.[119]

Podem ser utilizadas modalidades de tratamento regenerativo ou reconstrutivo, dependendo das circunstâncias clínicas. A cirurgia reconstrutiva e o posicionamento apical do retalho são empregues nas zonas não estéticas para reduzir as bolsas e criar acesso para cuidados em casa. A consequência indesejável da exposição do componente de titânio nas zonas estéticas restringe a implementação de uma estratégia de tratamento reconstrutivo. Na prática atual, o grau de perda óssea e a forma do defeito são frequentemente utilizados para determinar a cirurgia 121

estratégia de tratamento[121].

Embora a sondagem e as radiografias possam mostrar a forma do defeito ósseo, a escolha de um plano de tratamento não pode ser feita até que o retalho tenha sido elevado e o tecido de granulação tenha sido removido. Um retalho reposicionado apicalmente sem recontorno ósseo pode ser o tratamento de eleição em casos de perda óssea moderada com defeitos pouco profundos, especialmente em regiões onde as preocupações estéticas são significativas. Como resultado deste processo, as profundidades de sondagem serão reduzidas, e o acesso será melhorado para manter a limpeza dentária.[121]

Por vezes, é impossível posicionar apicalmente os retalhos em contextos clínicos quando ainda existe osso irregular sem recontorno ósseo. A osteoplastia pode ser utilizada para melhorar a adaptabilidade dos tecidos moles, diminuir as profundidades de sondagem pós-operatórias e criar contornos de tecido que são esteticamente mais agradáveis para medidas de higiene dentária.[121]

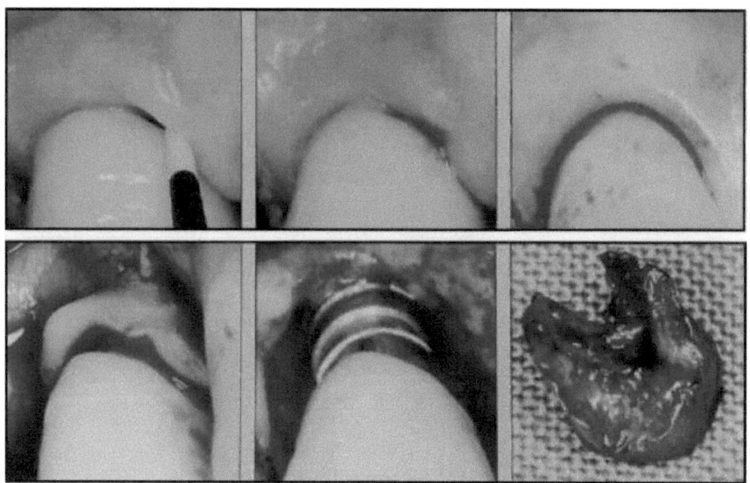

Fig 5.8.3 Mostra-se o desenho correto do retalho à volta de um implante e a remoção do tecido de granulação inflamado.

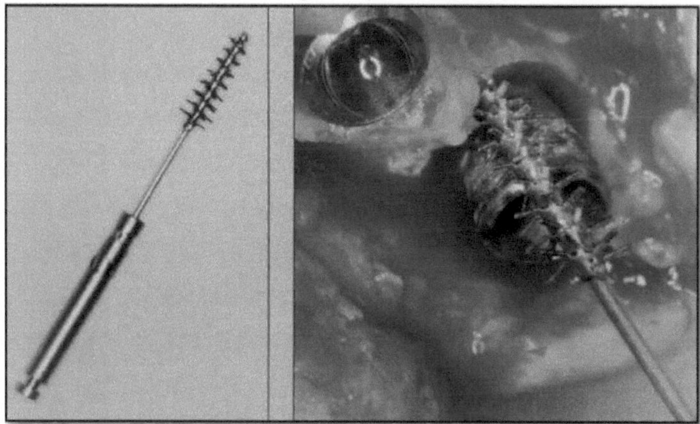

Fig 5.8.4A escova de titânio é utilizada para a limpeza mecânica da superfície do implante.

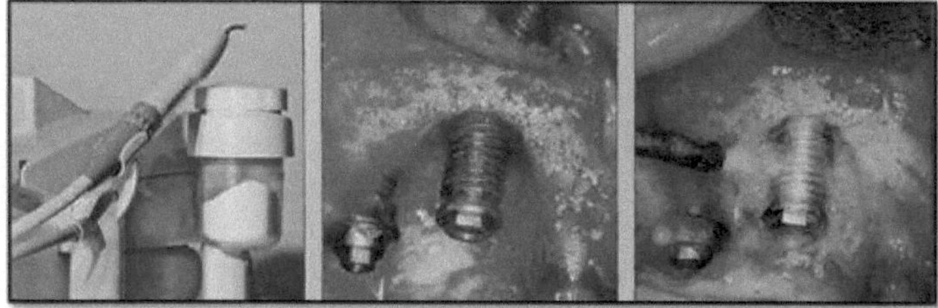

Fig 5.8.5 Mostra-se a utilização de um dispositivo de abrasão de partículas transportadas pelo ar e de um pó de bicarbonato para limpar a superfície do implante durante a cirurgia de retalho aberto.

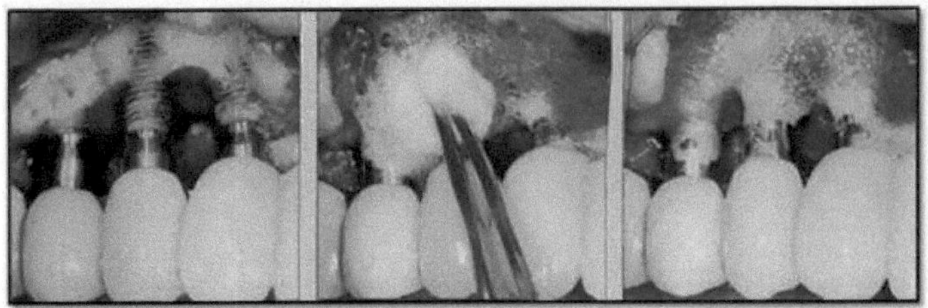

Fig 5.8.6 Limpeza da superfície do implante com peróxido de hidrogénio a 3%.

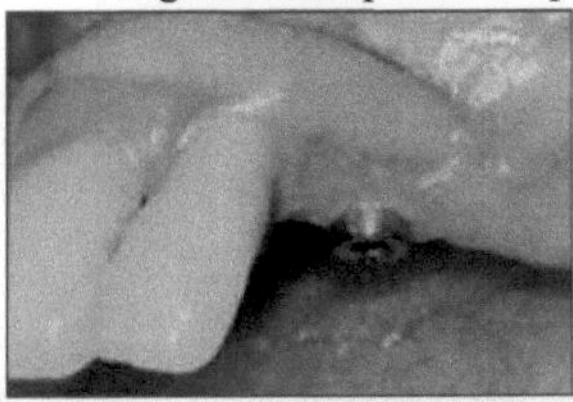

1. **Visão clínica inicial**

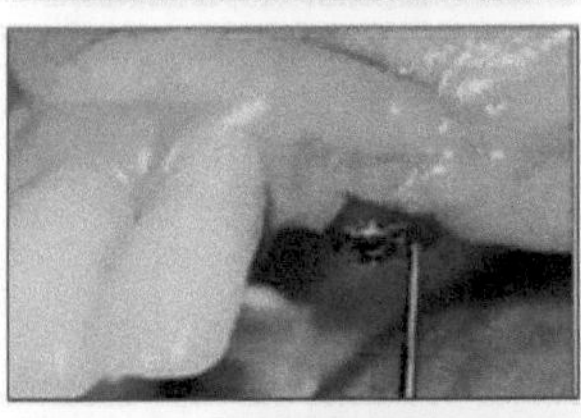

2. Hemorragia inicial à sondagem

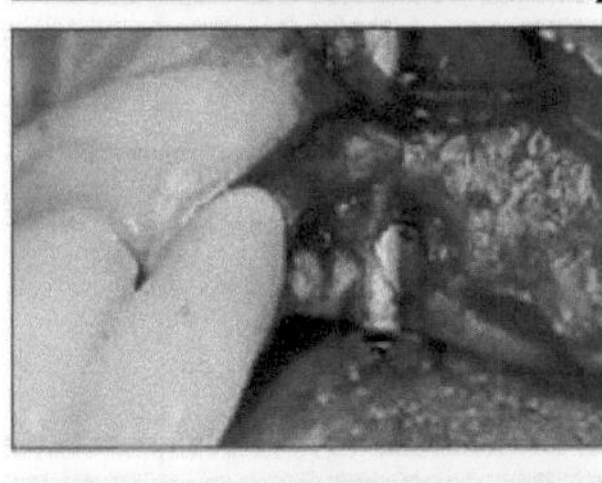

3. Elevação do retalho de espessura total

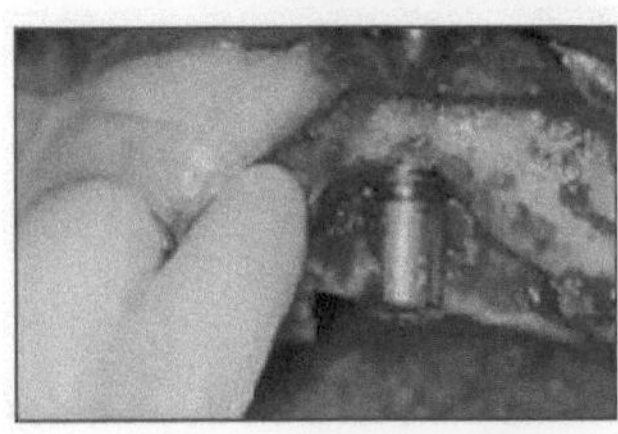

4. Desbridamento do tecido de granulação e avaliação da perda óssea e do número de fios expostos.

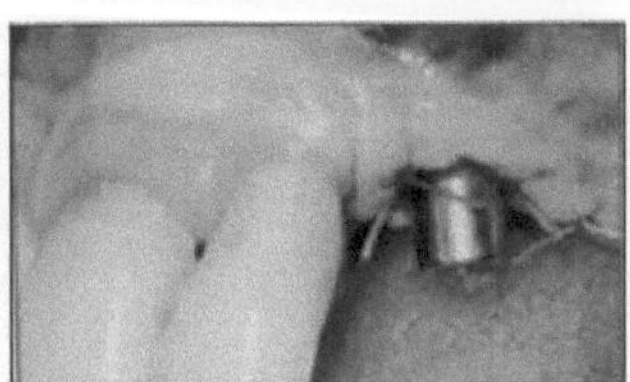

5. Suturas simples.

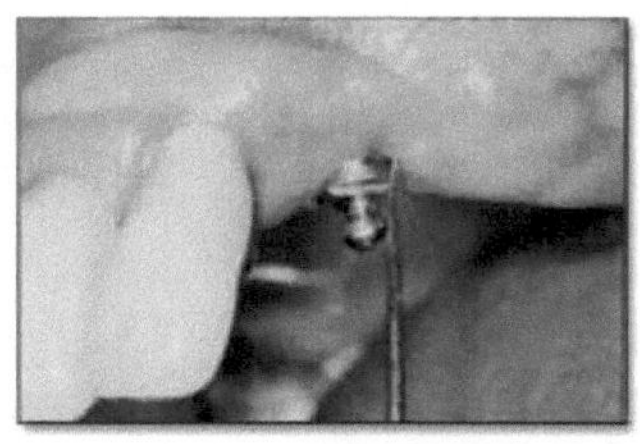

6. Vista clínica e profundidade de sondagem após a cicatrização e a colocação do pilar protético.

Fig. 5.8.7 Acesso cirúrgico com retalho aberto de um único implante maxilar que suporta uma sobredentadura. Era evidente a hemorragia à sondagem e a perda óssea moderada (exposição de duas roscas). Após descontaminação mecânica e química, o retalho foi posicionado apicalmente. Note-se a ausência de hemorragia à sondagem após a cicatrização do local.

Os métodos regenerativos são aconselhados nos casos em que as deformidades ósseas se assemelham a crateras. Várias abordagens de terapia regenerativa que envolvem a implantação de osso autógeno ou de um substituto ósseo podem ser utilizadas para obter o preenchimento ósseo das deficiências[121].

A implantação de uma membrana pode ser combinada com a utilização de osso autógeno e substitutos ósseos. Uma membrana reabsorvível é preferível quando se efectua uma cirurgia não submersa. A forma do defeito e a quantidade de paredes remanescentes têm um impacto na seleção da modalidade de tratamento. Fazer sempre uma pequena incisão para manter apenas tecido suficiente para que o defeito seja completamente coberto por suturas.[121]

A morfologia da deficiência deve ser capaz de manter o osso ou o substituto ósseo no lugar, de modo a preencher o defeito com tecido ósseo. Idealmente, o defeito tem de cobrir pelo menos 270 graus da circunferência do implante. Um defeito de quatro paredes com um vazio circunferencial pode ser completamente preenchido. Neste caso, não é necessária a colocação de uma membrana.

O osso autógeno tem sido utilizado como material de enxerto em defeitos de peri-implantite numa série de relatos de casos e investigações clínicas. Utilizando um rongeur ou uma cureta, o osso autógeno pode ser removido da região retromolar. A região do ramo mandibular ou o queixo também podem fornecer um bloco do mesmo. Se for colhido em bloco, deve ser triturado num moinho de osso antes de ser utilizado nos defeitos. Nalgumas circunstâncias, também pode ser colhido cirurgicamente, utilizando um raspador de osso.

Podem ser obtidas lascas de osso cortical que são simples de manipular utilizando um raspador de osso. A utilização de substitutos ósseos tem-se generalizado de forma a evitar a realização de um segundo procedimento cirúrgico para recolha de osso autógeno. Além disso, os ossos autógenos têm sido combinados com substitutos ósseos[121].

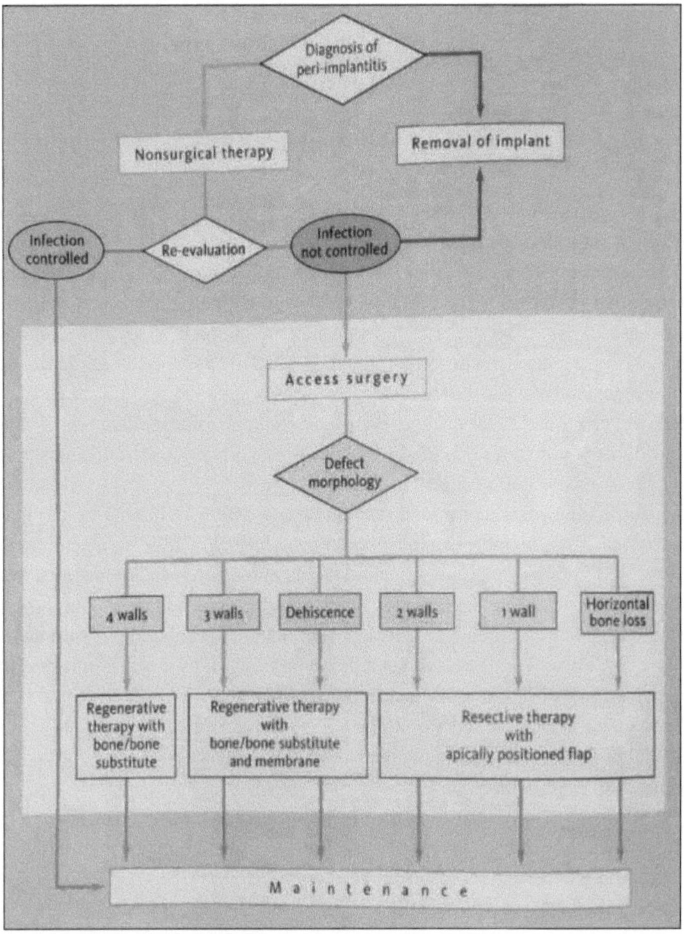

Diagnosis of peri-implantitis

Nonsurgical therapy

Removal of implant

Infection controlled

Re-evaluation

Infection not controlled

Access surgery

Defect morphology

4 walls

3 walls

Dehiscence

2 walls

1 wall

Horizontal bone loss

Regenerative therapy with bone/bone substitute

Regenerative therapy with bone/bone substitute and membrane

Resective therapy with apically positioned flap

Maintenance

Fig 5.8.8 Árvore de decisão que ilustra o processo de seleção de uma modalidade cirúrgica de acordo com a morfologia do defeito e os vários tipos de intervenção cirúrgica para a peri-implantite.

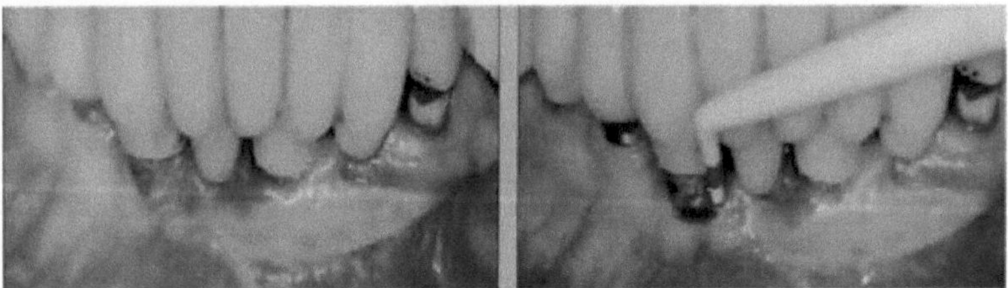

A. Visão clínica inicial e bolsa inicial com hemorragia à sondagem.

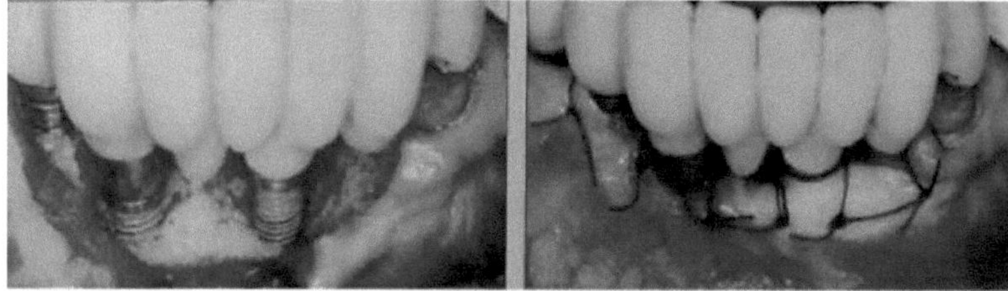

B. Elevação do retalho e avaliação da perda óssea horizontal; sutura do colchão vertical posicionar o retalho apicalmente.

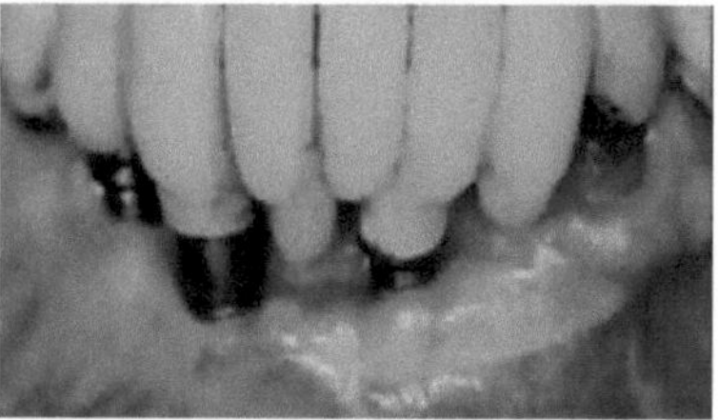

B. Aspeto clínico após a cicatrização

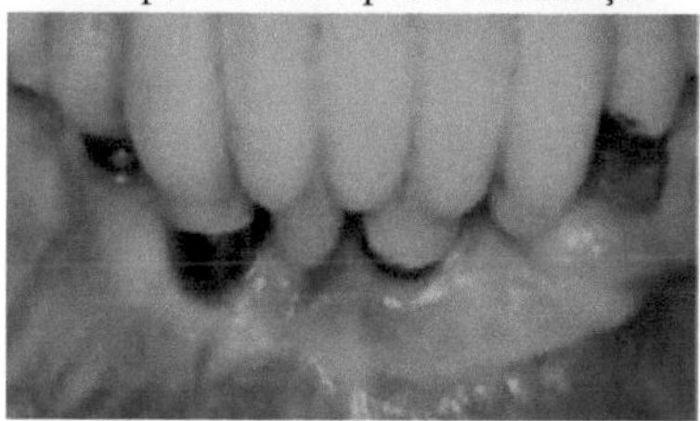

C. Visão clínica de um ano de pós-operatório.

Fig. 5.8.9 Cirurgia de retalho aberto em implantes mandibulares. Está presente uma recessão à volta de um dos implantes. A peri-implantite com hemorragia à sondagem e a perda óssea horizontal são evidentes. Após descontaminação mecânica e química, o retalho é posicionado apicalmente.

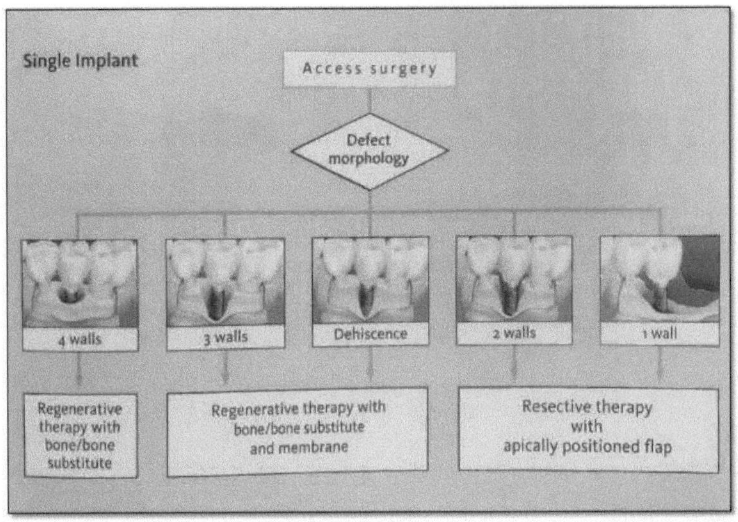

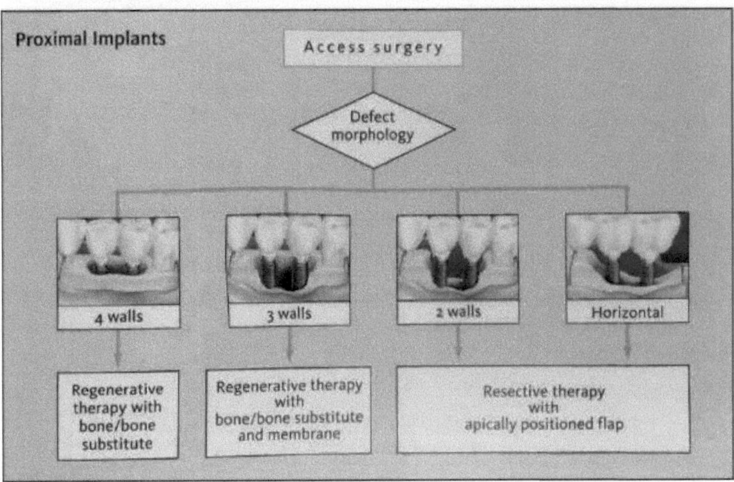

Fig. 5.8.9 Ilustração dos diferentes defeitos ósseos e seleção da modalidade cirúrgica com base na morfologia do defeito para um único implante e para dois implantes proximais.

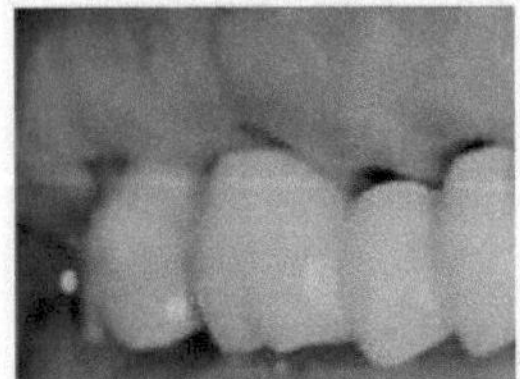
1. Visão clínica inicial

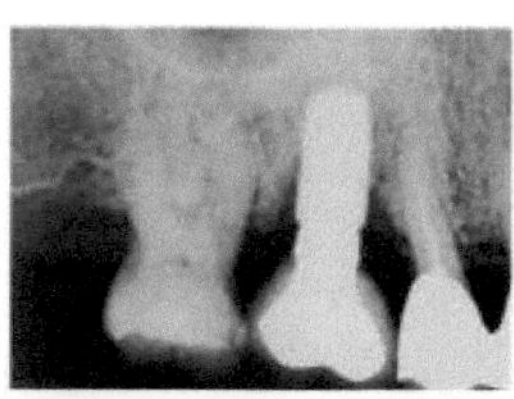
2. Radiografia inicial

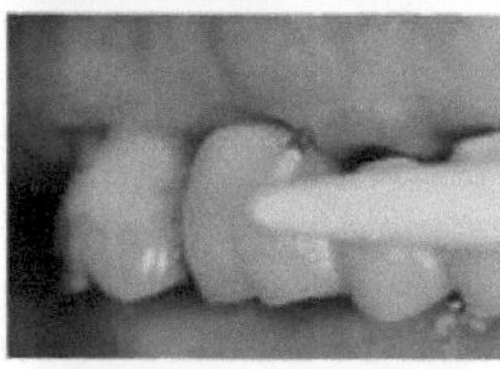
3. Profundidade de sondagem inicial

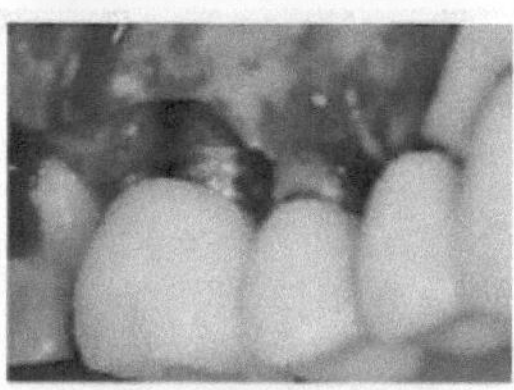
4. Elevação do retalho; desbridamento do tecido de granulação

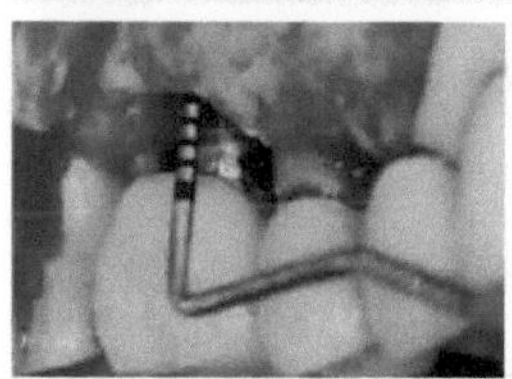
5. Avaliação da perda óssea

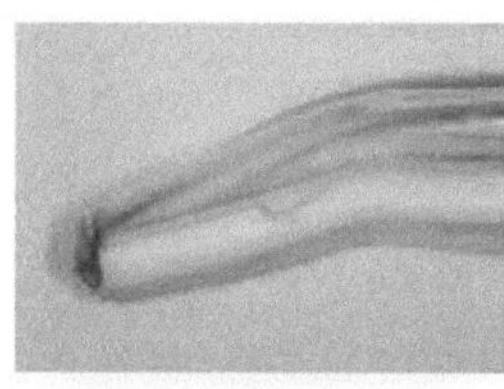
6. Raspador de ossos

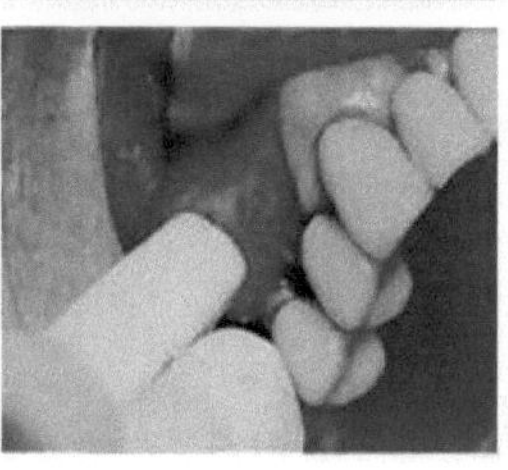
7. Local de colheita junto ao defeito a tratar.

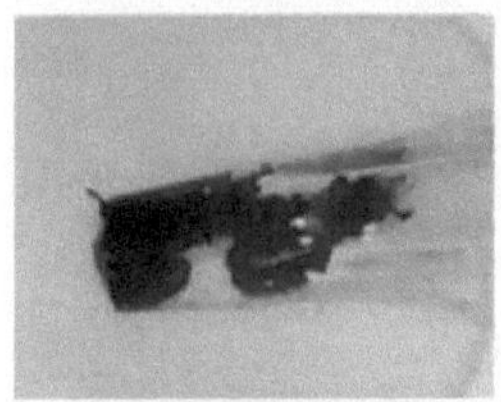

8. Lascas de osso cortical no raspador de osso

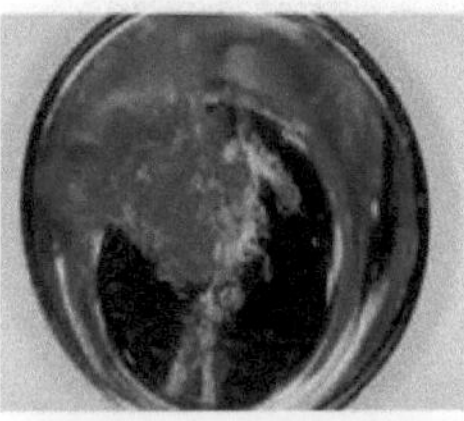

9. Osso colhido

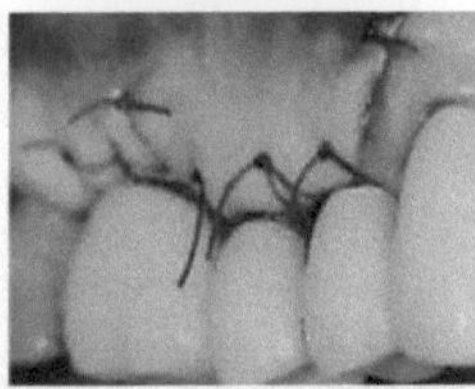

10 Suturas de colchão verticais.

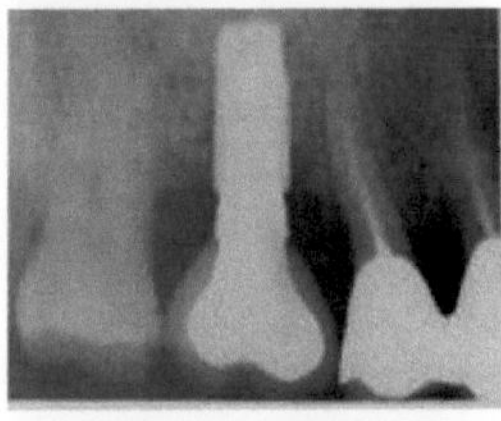

11. Radiografia pós-operatória de um ano

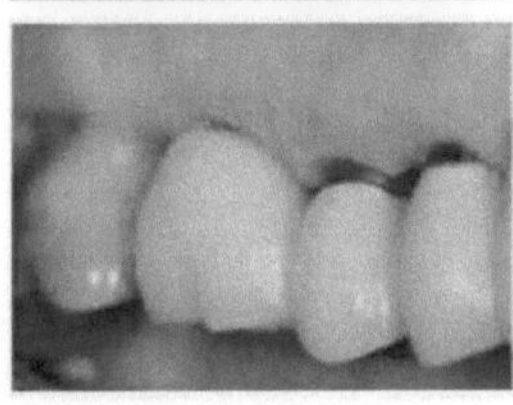

12. Visão clínica pós-operatória de um ano.

Fig. 5.8.10 Terapia regenerativa óssea à volta de um único implante maxilar.

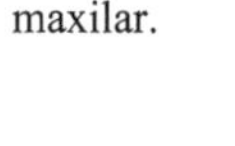

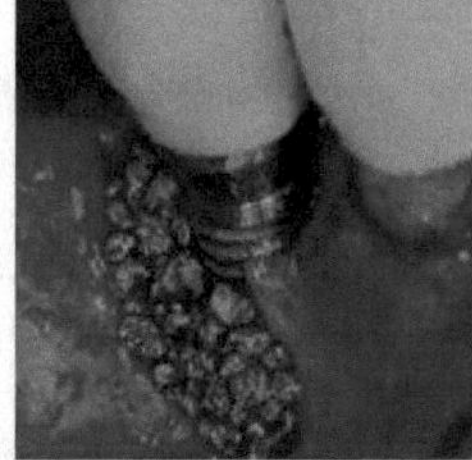

Fig 5.8.11 Grânulos de titânio poroso utilizados para preencher o defeito (Tigran PTG®)

O mercado oferece uma variedade de materiais de aumento, incluindo aloenxertos, xenoenxertos e materiais sintéticos. As falhas de peri-implantite têm sido tratadas utilizando grânulos porosos de titânio (Tigran PTG®, Tigran Technologies AB, Malmö, Suécia) e materiais feitos de hidroxiapatite de vaca (Bio-Oss," Geistlich Pharma AG, Wolhusen, Suíça).[123]

A maioria das terapias melhora a condição clínica, como demonstrado por um declínio nas profundidades de sondagem e um preenchimento ósseo radiográfico significativo dos defeitos, embora também tenham sido documentadas falhas.[123]

Foi estudada a utilização combinada de um substituto ósseo e de uma membrana. Uma membrana pode ser usada para cobrir o material de aumento. Os resultados destes estudos demonstram que a utilização de uma membrana não promove uma cicatrização mais rápida e pode até levar a problemas pós-operatórios, incluindo a exposição da membrana.[124] O mesmo método utilizado para corrigir falhas de quatro paredes também pode ser utilizado para corrigir defeitos de três paredes. Para além disso, poderá ser possível manter o material de substituição óssea na deficiência sem utilizar uma membrana. A zona estética favorece uma estratégia de regeneração. No entanto, com este método, o defeito pode não ser completamente preenchido por osso. Mesmo no caso de falhas em três paredes. Por isso, o paciente deve ser alertado para a possibilidade de uma recessão após este tipo de tratamento.[124]

A forma do defeito pode impedir a retenção do material de aumento quando existe uma deiscência óssea. Quando tal ocorre, é aconselhada a instalação de uma membrana para manter o material no lugar. Os micropinos de titânio têm a capacidade de estabilizar uma membrana de colagénio reabsorvível. Estes pinos devem ser retirados num processo de reentrada cirúrgica subsequente. Se o objetivo terapêutico for a regeneração óssea, o local da cirurgia deve ser eficazmente coberto por tecido mole. Para o efeito, pode ser necessário aumentar a quantidade de mucosa queratinizada antes da técnica regenerativa. Os ossos corticais bucal e lingual estão ausentes nas anomalias de duas paredes. Em geral, as operações de regeneração não são aconselhadas. A possibilidade de o material de aumento poder ser mantido in situ é limitada pela forma do osso alveolar remanescente. O procedimento preferido é a ressecção com retalhos posicionados apicalmente. Embora este tipo de terapia não conduza à reparação óssea, pode parar o desenvolvimento de peri-implantite e diminuir a profundidade de sondagem.[125]

Mesmo para defeitos de duas paredes, as abordagens regenerativas devem ser tidas em conta na zona estética. Neste caso, é efectuado um processo de regeneração com o objetivo de reduzir a possibilidade de recessão após a cicatrização. O material de aumento precisa de ser fixado no local com uma membrana.[125]

A perda óssea horizontal requer a utilização de um procedimento reconstrutivo, especialmente quando estão envolvidos vários implantes proximais.

O dente pode ter de ser extraído como parte da estratégia de tratamento se a peri-implantite foi provocada pela contaminação de um dente vizinho com uma infeção endodôntica ou periodontal não controlada. É possível efetuar esta extração juntamente com a reparação cirúrgica do defeito da peri-implantite. Dependendo da forma do defeito e da quantidade de paredes remanescentes, escolhe-se uma modalidade de tratamento.[125]

<u>Os princípios do tratamento cirúrgico da peri-implantite</u>

- Procurar sempre um tratamento não cirúrgico antes de se submeter a uma intervenção cirúrgica.
- Para a preservação dos tecidos moles, é preferível uma incisão em bisel invertido.
- O tecido de granulação tem de ser retirado.
- Utilizando ferramentas feitas de titânio, a superfície é limpa mecanicamente.
- A limpeza mecânica é seguida da desinfeção química da superfície do implante com peróxido de hidrogénio a 3%.
- É aconselhada uma estratégia de regeneração na zona estética e em pacientes com um defeito intraósseo.
- Para preencher a deficiência, pode ser utilizado osso autógeno ou um substituto ósseo.
- Se o paciente respeitar os conselhos de higiene oral, o resultado do tratamento pode ser mantido.
- Uma estratégia regenerativa pode levar à reosseointegração. Um retalho posicionado apicalmente para diminuir a profundidade da bolsa é aconselhado se o defeito não for intraósseo[125].

MANUTENÇÃO DO IMPLANTE

O objetivo da terapia de manutenção, também conhecida como terapia de suporte, que se segue à fase ativa do tratamento, é reduzir os factores de risco da doença periodontal. O objetivo da terapia de suporte é prevenir a infeção em indivíduos com implantes dentários que possam ser vulneráveis ao aparecimento de peri-implantite. São criados regimes de manutenção para pessoas que já tenham recebido tratamento para a peri-implantite, para evitar recaídas. Após a carga oclusal e a reparação protética dos implantes, o implante pode ser perdido devido a dois tipos diferentes de complicações: biológicas e biomecânicas.

A perda de osseointegração e a subsequente perda do implante podem resultar de eventos biomecânicos, como a fratura do implante ou dos componentes protéticos. Após a carga oclusal dos implantes, podem ocorrer problemas biológicos, como a mucosite peri-implantar e a peri-implantite, que são frequentemente assintomáticos. Por conseguinte, deve ser efectuada uma deteção precisa da infeção em todas as consultas de acompanhamento e deve ser administrada a medicação de apoio adequada.

<u>Regimes de manutenção</u>

Tanto a manutenção auto-realizada (assegurando que o paciente segue as diretrizes de higiene oral) como a manutenção profissional (visitas frequentes ao consultório dentário) estão incluídas nos tratamentos de manutenção.

Manutenção auto-executada

Os pacientes com implantes recebem diretrizes de higiene oral comparáveis às dadas aos pacientes com doença periodontal e restaurações protéticas.

Para controlar com êxito a presença da placa bacteriana, é necessário utilizar uma escova de dentes manual ou eléctrica e uma escovagem interdental suficiente. Devem ser efectuados procedimentos de higiene oral, pelo menos duas vezes por dia, e deve ser reservado tempo suficiente para esta rotina. O médico deve registar o Índice de Placa do doente e avaliar a capacidade do doente para atingir um controlo de placa aceitável, para além de realizar um exame clínico. O médico deve ensinar o doente a escovar corretamente, utilizando o índice de placa como referência.

Para facilitar a realização de procedimentos de higiene oral, as formas das restaurações protéticas devem, se necessário, ser modificadas. No momento do planeamento do tratamento, é importante determinar se o paciente será capaz de manter uma boa higiene oral, para que o médico possa criar o melhor plano de ação. O planeamento da manutenção futura da prótese implanto-suportada deve ter em conta a escolha dos locais dos implantes, a escolha dos tipos de pilares e o desenho das restaurações. Os contornos da prótese para pacientes idosos, cuja destreza é

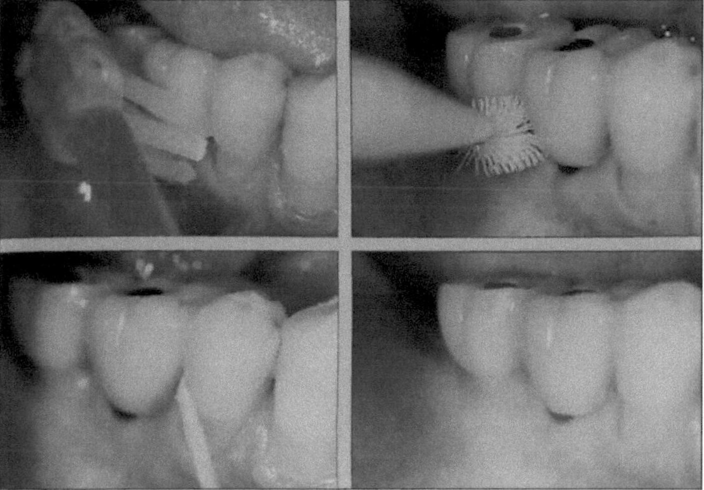

Fig 5.9.1 Métodos de higiene para assegurar a saúde peri-implantar.

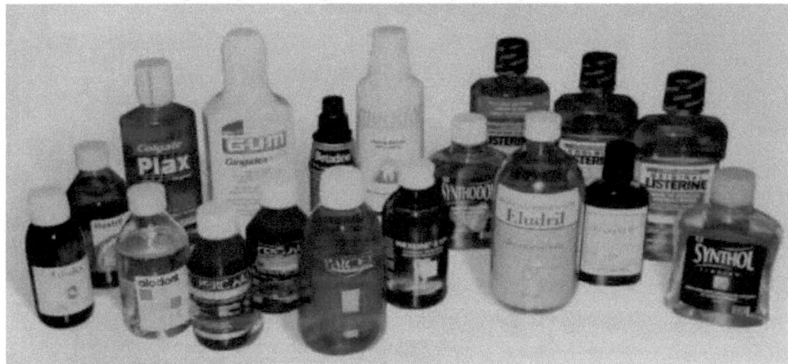

Fig 5.9.2 Enxaguatórios bucais disponíveis no mercado que podem ser utilizados em conjunto

com a limpeza manual.
frequentemente diminuída, deve ser cuidadosamente construída e a utilização de porcelana cor-de-rosa para simular tecidos moles deve ser evitada, uma vez que pode dificultar a limpeza e a escovagem.
A remoção da prótese após cada refeição, a limpeza da sua superfície de suporte de tecido e a utilização rotineira de escovas sob a barra de retenção são aconselhadas para pacientes com sobredentaduras retidas por barra suportada por implantes. É crucial que a barra seja fabricada de forma a permitir que o doente limpe adequadamente a região. Para a utilização de instrumentos de higiene oral, deve existir espaço suficiente entre o revestimento da mucosa e a barra. É discutível se os anti-sépticos e desinfectantes químicos devem ser utilizados a longo prazo, no entanto, os elixires bucais que contêm óleos essenciais e clorexidina, cuja utilidade clínica foi estabelecida, podem ser sugeridos para uso ocasional.
O uso de um protetor noturno ou de uma tala para evitar a oclusão e reduzir o risco de consequências biomecânicas é uma técnica de manutenção auto-realizada para pessoas com perturbações ou parafunções da articulação temporomandibular (ATM).
Todas as consultas de acompanhamento de pacientes que recebem terapia combinada periodontal e ortodôntica para periodontite avançada com migração dentária devem incluir a discussão da regulação da função oclusal. Para evitar problemas biomecânicos, a estabilidade oclusal deve ser garantida aquando da colocação de implantes nestes indivíduos.

Manutenção profissional

Um programa de manutenção personalizado, iniciado na altura da carga do implante, assegurará a longevidade dos implantes. As propostas para a conceção de programas de manutenção baseiam-se principalmente em evidências empíricas, porque nenhum estudo avaliou a eficácia a longo prazo de protocolos de manutenção profissionais. Nenhum estudo prospetivo comparou grupos de pacientes que receberam diferentes protocolos de manutenção. Uma revisão sistemática de nove estudos sobre o efeito a longo prazo de programas de manutenção para pacientes com implantes não revelou qualquer evidência que sugira a frequência dos intervalos de revisão ou que proponha tratamentos de higiene específicos. No entanto, utilizando a informação disponível sobre periodontite e dados empíricos sobre pacientes com peri-implantite, recomenda-se que os pacientes sejam chamados a cada 3 a 4 meses, especialmente durante o primeiro ano após a colocação do implante. Considera-se que tal é necessário para avaliar a condição clínica em redor dos implantes e a capacidade do doente para efetuar cuidados domésticos adequados.

Os doentes com implantes devem cumprir os seguintes deveres durante as visitas de manutenção:

- Uma atualização da saúde geral e dentária do doente Deve ser tido em conta um programa de cessação do tabagismo para os fumadores.
- uma entrevista com o doente para conhecer as suas opiniões e problemas Avaliação do controlo da placa e, se necessário, remotivação do doente.
- Um exame radiográfico com radiografias periapicais dos implantes se estiverem presentes sinais clínicos de doença.
- Um exame clínico dos implantes e dos tecidos peri-implantares

1. Sondagem à volta de cada implante e registo das profundidades de sondagem.
2. Rastreio de hemorragias à sondagem e supuração
3. Se necessário, remoção da prótese implanto-suportada, para avaliar o estado do implante

- Uma avaliação da estabilidade do implante, se for caso disso.

- Uma análise oclusal para inspeção de incidentes biométricos.

1. Facetas de desgaste
2. Pilares e restaurações incompletamente assentados.
3. Fracturas do parafuso, do pilar. Ou do implante.

- Eliminação da placa bacteriana e do cálculo à volta dos implantes.
- Desenvolvimento do protocolo de manutenção adaptado às necessidades específicas de cada paciente. (Se for detectada uma complicação ou uma falha do implante, podem ser efectuados testes adicionais, como uma amostragem microbiológica, e devem ser tomadas as medidas terapêuticas necessárias).
- A mesma rotina de acompanhamento dos pacientes que receberam tratamento periodontal deverá ser benéfica para os pacientes com implantes osseointegrados a longo prazo.
- As consultas de revisão para indivíduos parcialmente edêntulos com doença periodontal devem ocorrer a cada 3 a 6 meses, dependendo da avaliação de risco de cada paciente.
- Os doentes que tenham tido um episódio de doença peri-implantar devem ser cuidadosamente avaliados, pelo menos uma vez de três em três meses.

Quadro 5.9.1 Organização das visitas de manutenção.

Frequência das visitas de manutenção

Aconselha-se o controlo do doente de três em três ou de quatro em quatro meses durante o primeiro ano após a carga, a fim de monitorizar a oclusão, bem como a condição inflamatória dos tecidos peri-implantares. O número de visitas de manutenção deve ser determinado para os anos seguintes com base nas necessidades clínicas específicas. São necessárias modificações no programa para se adaptar ao perfil do paciente. A doença periodontal e as lesões endodônticas mal tratadas devem ser consideradas como factores de risco que comprometem o bem-estar dos tecidos peri-implantares. Devido à possibilidade de problemas e falhas de implantes provocados por distúrbios ou parafunções da ATM, é necessário ter em consideração as circunstâncias oclusais e funcionais.

Um doente deve ser considerado como estando em risco se já tiver tido uma falha de implante ou peri-implantite. Uma vez que as falhas de implantes parecem agrupar-se nos doentes, os doentes com muitos implantes que já sofreram uma ou mais falhas de implantes têm maior probabilidade de sofrer novas falhas. Por conseguinte, é fundamental criar um perfil único de cada doente com implantes e adaptar a estratégia de manutenção às suas necessidades. Se um doente deixar de fumar, o risco de doença peri-implantar diminuirá, mesmo que possa ter um fator de risco teórico na altura da colocação do implante, como o tabagismo.

A frequência das consultas de manutenção para pacientes periodontalmente comprometidos que foram submetidos a uma terapia periodontal bem sucedida antes da colocação do implante deve ser a mesma que demonstrou ser eficaz no controlo da doença periodontal. Para estes indivíduos, o intervalo típico entre as consultas de revisão é de três meses.

É óbvio que os pacientes que já sofreram anteriormente um episódio de doença peri-implantar correm um risco maior de recorrência e precisam de ser constantemente vigiados. Uma vez administrada a terapia adequada para a peri-implantite, os resultados do tratamento devem ser mantidos. Para garantir a duração da medicação eficaz, é necessário efetuar um exame clínico com sondagem da área, pelo menos duas vezes por ano. Devem ser efectuadas novas radiografias se houver indicações clínicas de uma doença (como pus e sangue à sondagem).

Instrumentação

A placa bacteriana e os depósitos calcificados nos implantes devem ser limpos em cada consulta de manutenção. Não é aconselhável utilizar equipamento convencional de aço inoxidável, uma vez que pode danificar o titânio e outros materiais utilizados nos pilares. Existem inúmeras variedades de curetas de plástico ou de fibra de carbono fabricadas especificamente para a raspagem peri-implantar. Para reduzir a possibilidade de deixar resíduos de plástico na bolsa peri-implantar após a destartarização, são aconselhados dispositivos de titânio. Além disso, foram criados dispositivos de abrasão de partículas transportadas pelo ar, como o PerioFlow e o AIR-N-Go®, para melhorar o desbridamento mecânico e para serem utilizados durante as consultas de manutenção em doentes com implantes. Também estão disponíveis pontas especiais para instrumentos ultra-sónicos.

Estes novos instrumentos têm um grande potencial, mas são frequentemente frágeis e existem atualmente poucos estudos sobre a sua eficácia. Como complemento à terapia mecânica, pode ser utilizada a irrigação subgengival com clorexidina, betadine ou peróxido de hidrogénio.

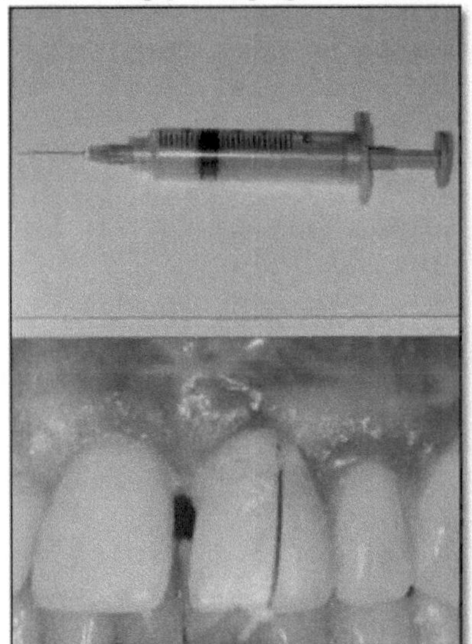

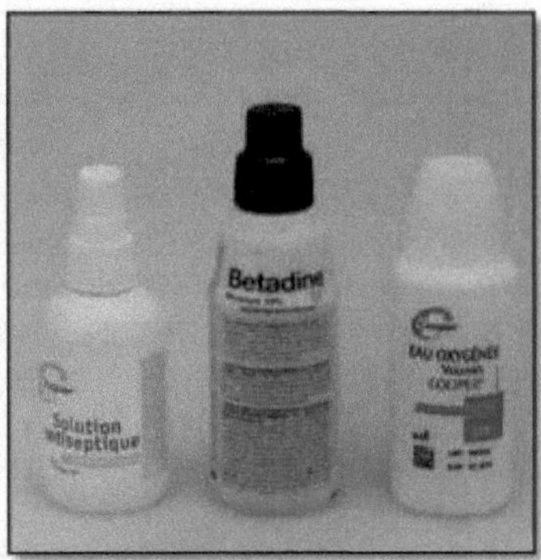

Fig 5.9.1 Irrigação subgengival antimicrobiana com seringa.

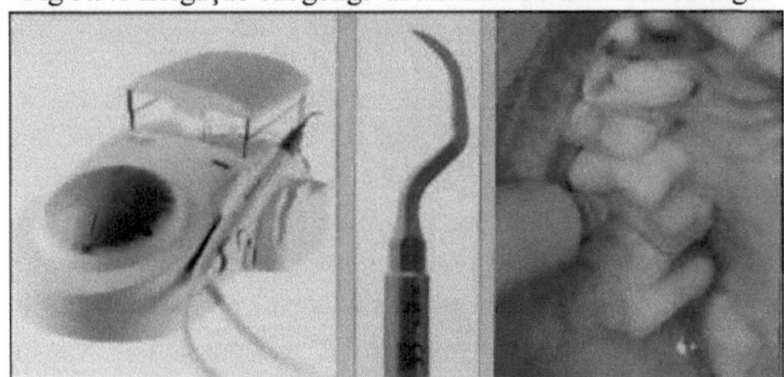

Fig 5.9.2 Inserções de plástico para um raspador ultrassónico especificamente concebido para ser utilizado à volta de implantes.

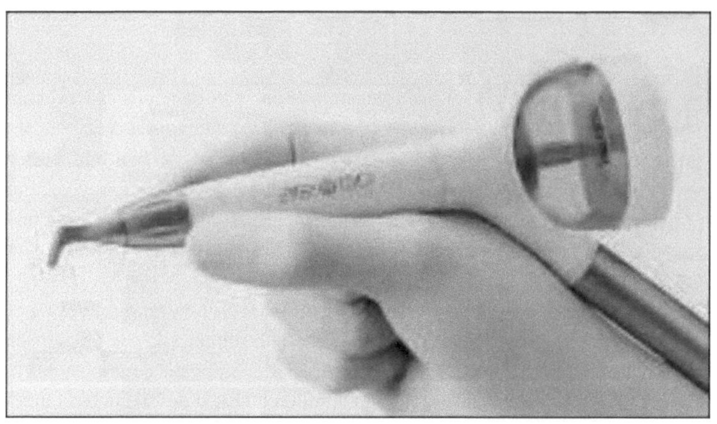

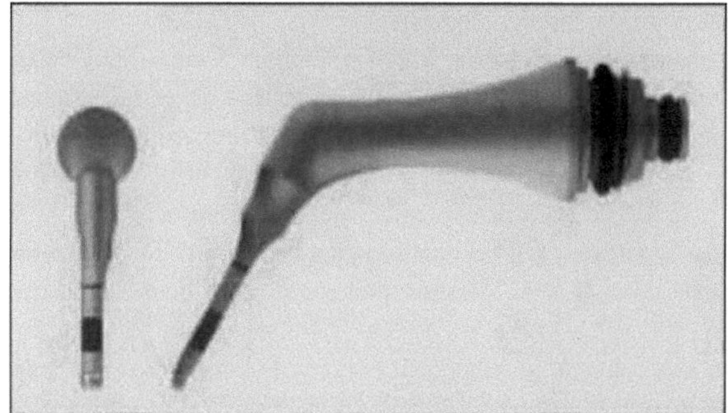

Fig 5.9.3 Dispositivo de abrasão por partículas transportadas pelo ar

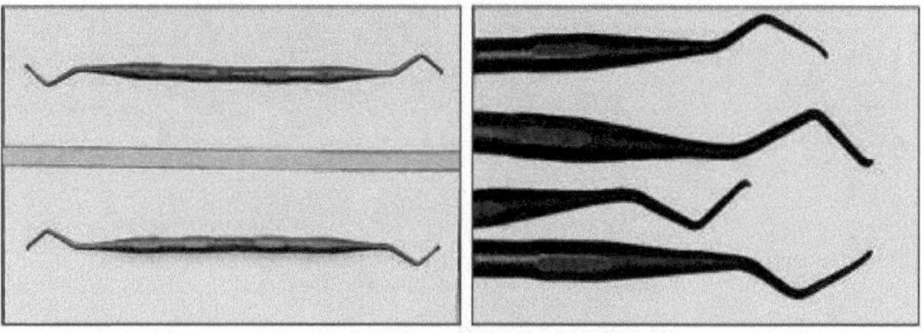

Fig 5.9.4 Instrumentos de mão em fibra de carbono especificamente concebidos para utilização em redor de implantes.

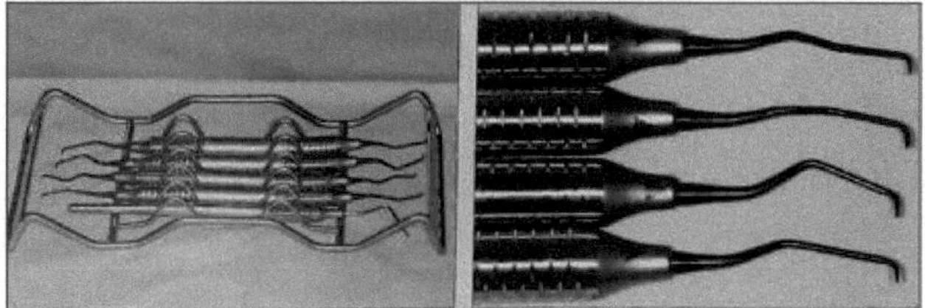

Fig 5.9.5 Instrumentos manuais em titânio concebidos para utilização em redor de implantes. Os instrumentos apresentados têm a forma de curetas Gracey.

7 RESUMO

RESUMO

A inflamação e a infeção dos tecidos que rodeiam os implantes dentários são as caraterísticas da periimplantite. Em implantologia dentária, é muito importante, uma vez que, se não for tratada, pode resultar no fracasso do implante. O crescimento de biofilme bacteriano na superfície do implante é a principal causa da periimplantite, uma vez que provoca uma reação inflamatória nos tecidos circundantes. Uma má higiene dentária, o tabagismo, um historial de doença periodontal e doenças sistémicas como a diabetes são factores de risco para a peri-implantite.

Hemorragia à sondagem, profundidades de sondagem mais profundas, supuração e evidência radiográfica de perda óssea em redor do implante são indicadores clínicos de peri-implantite. A fim de impedir o desenvolvimento futuro e preservar a estabilidade do implante, a deteção e intervenção precoces são essenciais. A terapia antimicrobiana, o desbridamento mecânico da superfície do implante e, ocasionalmente, a intervenção cirúrgica para corrigir anomalias ósseas são as abordagens de tratamento padrão.

No domínio da implantologia dentária, a peri-implantite é uma dificuldade importante que enfatiza a importância de medidas preventivas e técnicas de gestão eficientes. De modo a monitorizar a saúde dos implantes, os profissionais devem dar prioridade à educação dos pacientes sobre como manter a melhor higiene oral possível e agendar visitas de acompanhamento de rotina. Para compreender melhor a periimplantite, investigar as opções de tratamento mais avançadas e aumentar as taxas de sucesso dos implantes a longo prazo, são necessários mais estudos. Para garantir que os implantes dentários duram muito tempo e restauram com sucesso a função oral e a estética, o tratamento da peri-implantite está a tornar-se cada vez mais importante à medida que o número de tratamentos com implantes dentários aumenta.

8 BIBLIOGRAFIA

1. Misch, C. E. Dental implant prosthetics (1ª edição ed.). St louis, Missouri 63146: Elsevier MOSBY 2005.

2. Quirynen, Newman, Takei, Klokkevold: carranza's clinical periodontology, 10th Ed.

3. Misch, Carl E. Contemporary Implant Dentistry (Dentisteria de Implantes Contemporânea). St. Louis, Missouri: Mosby Elsevier. 2007.

4. Lindhe, J. (2008) Text Book of Clinical Periodontology and Implant Dentistry. 5ª Edição, Wiley Blackwell, Reino Unido,

5. Albrektsson, T. e Isidor, F. (1994) Relatório de Consenso da Sessão IV. Em: Lang, N.P. e Karring, T., Eds., Actas do Primeiro Workshop Europeu de Periodontologia, Quintessence Publishing, Londres, 365-369.

6. Aldahlawi S, Nourah D, Andreana S. Should Quality of Glycemic Control Guide Dental Terapia com implantes em pacientes com diabetes? Foco em: Doenças Peri-Implantares. Clin Cosmet Investig Dent. 2021 Apr 21 ;13:149-154.

7. Aljohani M, Yong SL, Bin Rahmah A. O efeito do tratamento regenerativo cirúrgico para a peri-implantite: Uma revisão sistemática. Saudi Dent J. 2020 Mar;32(3):109-119. Doi: 10.1016/j.sdentj.2019.10.006. Epub 2019 Nov 6.

8. Alkhudhairy F, Vohra F, Al-Kheraif AA, Akram Z. Comparação dos parâmetros clínicos e radiográficos peri-implantares entre pacientes obesos e não obesos: um estudo de 5 anos. Clin Implant Dent Relat Res. 2018;20(5):756-62.

9. Allen, Charles, ativo no século XVII, Curious observations on the teeth : a primeira obra conhecida sobre odontologia na língua inglesa, 1687 / por Charles Allen ; com uma breve introdução de L. Lindsay.

10. Anjard R: Mayan dental wonders, Oral Implant 9:423, 1981.

11. Al Rezk F, Trimpou G, Lauer HC, Weigl P, Krockow N. Resposta do tecido mole a diferentes materiais de pilar com diferentes topografias de superfície: uma revisão da literatura. Gen Dent 2018 Jan-Fev;66(1):18-25.

12. Elter C, Heuer W, Demling A, Hannig M, Heidenblut T, Bach FW, Stiesch-Scholz M. Formação de biofilme supra e subgengival em pilares de implantes com diferentes caraterísticas de superfície. Int J Oral Maxillofac Implants 2008; 23: 327-334.

13. Quirynen M, van der Mei HC, Bollen CM, Schotte A, Marechal M, Doornbusch GI, Naert I, Busscher HJ, van Steenberghe D. Um estudo in vivo da influência da rugosidade da superfície dos implantes na microbiologia da placa supra e subgengival. J Dent Res 1993; 72: 1304-1309.

14. Berglundh T, Armitage G, Araujo MG, Avila-Ortiz G, Blanco J, Camargo PM, Chen S, Cochran D, Derks J, Figuero E, Hämmerle CHF, Heitz-Mayfield LJA, Huynh-Ba G, Iacono V, Koo KT, Lambert F, mccauley L, Quirynen M, Renvert S, Salvi GE, Schwarz F, Tarnow D, Tomasi C, Wang HL, Zitzmann N. Doenças e condições peri-implantares: Relatório de consenso do grupo de trabalho 4 do Workshop Mundial de 2017 sobre a Classificação de Doenças e Condições Periodontais e Peri-Implantares. J Clin Periodontol. 2018 Jun;45 Suppl 20:S286-S291.

15. Berglundh T, Persson L, Klinge B. Uma revisão sistemática da incidência de complicações biológicas e técnicas em implantologia dentária relatadas em estudos longitudinais prospectivos de pelo menos 5 anos. J Clin Periodontol 2002: 29(Suppl. 3): 197-212.

16. O Glossário de Termos de Dentisteria Protética: Nona Edição. J Prosthet Dent. 2017 May;117(5S):e1-e105. doi: 10.1016/j.prosdent.2016.12.001. PMID: 28418832.
17. Branemark PI, Hansson BO, Adell R, et al: Osseointegrated implants in the treatment of the edentulous jaw: experience from a 10-year period, Scand J Plast Reconstr Surg Suppl 16:1-132, 1977.
18. Rajput, Rajan & Chouhan, Zakariya & Sindhu, Monica & Sundararajan, Sowmya & Raj, Ravi & Chouhan, Ravi. (2016). "Uma breve revisão cronológica da história dos implantes dentários". Revista Dentária Internacional de Investigação para Estudantes; outubro de 2016;4(3):105107
19. Von Arx T, Kurt B, Hardt N. Tratamento de perda óssea peri-implantar grave utilizando osso autógeno e uma membrana reabsorvível. Relato de caso e revisão da literatura. Clin Oral Implants Res. 1997 Dez;8(6):517-26.
20. Persson, Leif G., et al. "Re-osseointegração após tratamento de peri-implantite em diferentes superfícies de implantes: um estudo experimental no cão." Clinical Oral Implants Research 12.6 (2001): 595-603.
21. Büchter, A., Meyer, U., Kruse-Lösler, B., Joos, U., & Kleinheinz, J. (2004). Libertação sustentada de doxiciclina para o tratamento da peri-implantite: ensaio aleatório controlado. British Journal of Oral and Maxillofacial Surgery, 42(5), 439-444.
22. Renvert S, Lessem J, Dahlén G, Lindahl C, Svensson M. Microesferas de minociclina tópica versus gel de clorexidina tópica como adjuvante do desbridamento mecânico de infecções peri-implantares incipientes: um ensaio clínico aleatório. J Clin Periodontol. 2006 maio;33(5):362-9.
23. Ataullah K, Chee LF, Peng LL, Lung HH. Tratamento da peri-implantite retrógrada: relato de um caso clínico. J Oral Implantol. 2006;32(6):308-12.
24. De Siena F, Corbella S, Taschieri S, Del Fabbro M, Francetti L. Polimento a ar com pó de glicina como adjuvante no tratamento da mucosite peri-implantar: um ensaio clínico observacional. Int J Dent Hyg. 2015 Aug;13(3):170-6
25. Salvi, G. E., Aglietta, M., Eick, S., Sculean, A., Lang, N. P., & Ramseier, C. A. (2012). Reversibilidade da mucosite peri-implantar experimental em comparação com a gengivite experimental em humanos. Investigação clínica sobre implantes orais, 23(2), 182-190.
26. He K, Jian F, He T, Tang H, Huang B, Wei N. Análise da associação dos polimorfismos do TNFalfa, IL-1A e IL-1B com a peri-implantite numa população chinesa não fumadora. Clin Oral Investig. 2019; 24:693-9.
27. Carcuac O, Derks J, Charalampakis G, Abrahamsson I, Wennström J, Berglundh T. Terapia antimicrobiana sistémica e local adjuvante no tratamento cirúrgico da periimplantite: Um ensaio clínico controlado e aleatório. J Dent Res. 2016 Jan;95(1):50-7.
28. Sahm N, Becker J, Santel T, Schwarz F. Tratamento não cirúrgico da peri-implantite utilizando um dispositivo abrasivo a ar ou desbridamento mecânico e aplicação local de clorhexidina: um estudo clínico prospetivo, aleatório e controlado. J Clin Periodontol. 2011 Sep;38(9):872- 8.
29. Heitz-Mayfield LJ, Salvi GE, Botticelli D, Mombelli A, Faddy M, Lang NP; Grupo de Investigação de Complicações de Implantes. Tratamento anti-infecioso da mucosite peri-implantar: um ensaio clínico controlado e aleatório. Clin Oral Implants Res. 2011 Mar;22(3):237-41
30. Schwarz F, Sahm N, Iglhaut G, Becker J. Impacto do método de desbridamento e descontaminação da superfície no resultado clínico após a terapia cirúrgica combinada da

periimplantite: um estudo clínico controlado e aleatório. J Clin Periodontol. 2011 Mar;38(3):276- 84.
31. Renvert S, Lindahl C, Roos Jansâker A-M, Persson R. Tratamento da peri-implantite com laser Er:YAG ou um dispositivo de ar-abrasivo: um ensaio clínico aleatório. J Clin Periodontol 2011; 38: 65-73.
32. Schär D, Ramseier CA, Eick S, Arweiler NB, Sculean A, Salvi GE. Terapia anti-infecciosa da peri-implantite com administração local adjuvante de medicamentos ou terapia fotodinâmica: resultados de seis meses de um ensaio clínico prospetivo e aleatório. Clin Oral Implants Res. 2013 Jan;24(1):104-10.
33. Baqain ZH, Moqbel WY, Sawair FA. Falha precoce do implante dentário: factores de risco. Br J Oral Maxillofac Surg. 2012 Abr;50(3):239-43.
34. Swierkot K, Lottholz P, Flores-de-Jacoby L, Mengel R. Mucosite, peri-implantite, sucesso dos implantes e sobrevivência dos implantes em pacientes com periodontite agressiva generalizada tratada: resultados de 3 a 16 anos de um estudo de coorte prospetivo a longo prazo. J Periodontol. 2012 Oct;83(10):1213-25.
35. Hallström H, Persson GR, Lindgren S, Olofsson M, Renvert S. Antibióticos sistémicos e desbridamento da mucosite peri-implantar. Um ensaio clínico aleatório. J Clin Periodontol. 2012 Jun;39(6):574-81
36. Sayardoust S, Johansson A, Jönsson D. Do Probiotics Cause a Shift in the Microbiota of Dental Implants-A Systematic Review and Meta-Analysis (Os probióticos causam uma mudança na microbiota dos implantes dentários - uma revisão sistemática e uma meta-análise). Front Cell Infect Microbiol. 2022 Mar 16;12:823985.
37. De Waal YC, Raghoebar GM, Huddleston Slater JJ, Meijer HJ, Winkel EG, van Winkelhoff AJ. Descontaminação de implantes durante o tratamento cirúrgico da peri-implantite: um ensaio aleatório, em dupla ocultação, controlado por placebo. J Clin Periodontol. 2013 Feb;40(2):18695.
38. Bassetti M, Schär D, Wicki B, Eick S, Ramseier CA, Arweiler NB, Sculean A, Salvi GE. Terapia anti-infecciosa da peri-implantite com administração local adjuvante de medicamentos ou terapia fotodinâmica: resultados de 12 meses de um ensaio clínico controlado e aleatório. Clin Oral Implants Res. 2014 Mar;25(3):279-287.
39. Salvi, G. E., Aglietta, M., Eick, S., Sculean, A., Lang, N. P., & Ramseier, C. A. (2012). Reversibilidade da mucosite peri-implantar experimental em comparação com a gengivite experimental em humanos. Investigação clínica sobre implantes orais, 23(2), 182-190.
40. Papadopoulos, Christos & Vouros, Ioannis & Menexes, Georgios & Konstantinidis, Antonis. (2015). A utilização de um laser de diodo no tratamento cirúrgico da peri-implantite. Um ensaio clínico randomizado. Clinical oral investigations. 19. 10.1007/s00784-014-1397-9.
41.
Simion M, Gionso L, Grossi GB, Briguglio F, Fontana F. Acompanhamento retrospetivo de doze anos de implantes maquinados na maxila posterior: Resultados radiográficos e peri-implantares.
Clin Implant Dent Relat Res. 2015 Oct;17 Suppl 2:e343-51.
42. Sahm N, Becker J, Santel T, Schwarz F. Tratamento não cirúrgico da peri-implantite utilizando um dispositivo abrasivo a ar ou desbridamento mecânico e aplicação local de clorhexidina: um estudo clínico prospetivo, aleatório e controlado. J Clin Periodontol. 2011 Sep;38(9):872- 8.
43. Carcuac O., Derks J., Abrahamsson I., Wennström J.L., Berglundh T. Risk for recurrence

of disease following surgical therapy of peri-implantitis-A prospective longitudinal study. Clin. Oral Implant Res. 2020;31:1072-1077.
44. Roccuzzo M., Pittoni D., Roccuzzo A., Charrier L., Dalmasso P. Tratamento cirúrgico de lesões intra-ósseas peri-implantite através de mineral ósseo bovino desproteinizado com 10% de colagénio: resultados de 7 anos. Clin. Oral Implant Res. 2017;28:1577-1583.
45. Wang, H., et al. "A terapia fotodinâmica adjuvante melhora os resultados da periimplantite: um estudo controlado randomizado". Jornal dentário australiano 64.3 (2019): 256-262.
46. Miura, Tadashi & Egawa, Masahiro & Ito, Taichi & Eguro, Toru & Tanabe, Koji & Yoshinari, Masao. (2017). Efeito de desbridamento no patógeno periodontal Porphyromonas gingivalis cultivado em titânio por aplicação de plasma de pressão atmosférica. Jornal de Ciência e Engenharia Biomédica. 10. 51-59.
47. Sung CE, Chiang CY, Chiu HC, Shieh YS, Lin FG, Fu E. Estado periodontal do dente adjacente ao implante com peri-implantite. J Dent. 2018 Mar;70:104-109.
48. Isler SC, Soysal F, Ceyhanli T, Bakirarar B, Unsal B. Tratamento cirúrgico regenerativo da peri-implantite utilizando uma membrana de colagénio ou um fator de crescimento concentrado: Um ensaio clínico aleatório de 12 meses. Clin Implant Dent Relat Res. 2018 Oct;20(5):703712.
49. Keeve PL, Koo KT, Ramanauskaite A, Romanos G, Schwarz F, Sculean A, Khoury F. Surgical Treatment of Periimplantitis With Non-Augmentative Techniques. Implant Dent. 2019 Apr;28(2):177-186.
50. Isler SC, Unsal B, Soysal F, Ozcan G, Peker E, Karaca IR. Os efeitos da terapia com ozono como adjuvante do tratamento cirúrgico da peri-implantite. J Periodontal Implant Sci. 2018 Jun 30;48(3):136-151. doi: 10.5051/jpis.2018.48.3.136.
51. Al-Askar M, Ajlan S, Alomar N, Al-Daghri NM. Clinical and Radiographic PeriImplant Parameters and Whole Salivary Interleukin-1ß and Interleukin-6 Levels among Type2 Diabetic and Nondiabetic Patients with and without Peri-Implantitis. Med Princ Pract. 2018;27(2):133-138.
52. Agustín-Panadero R, Bustamante-Hernández N, Labaig-Rueda C, Fons-Font A, Fernández-Estevan L, Solá-Ruíz MF. Influência da Técnica de Preparação Biologicamente Orientada nos Tecidos Peri-Implantares; Ensaio Clínico Prospetivo Randomizado com Acompanhamento de Três Anos. Parte II: Tecidos moles. J Clin Med. 2019 Dec 16;8(12):2223
53. Toma S, Brecx MC, Lasserre JF. Avaliação Clínica de Três Modalidades Cirúrgicas no Tratamento da Peri-Implantite: Um ensaio clínico controlado e aleatório. J Clin Med. 2019;8(7):966. Publicado em 2019 Jul 3.
54. Cha JK, Lee JS, Kim CS. Terapia Cirúrgica de Peri-Implantite com Minociclina Local: Um Ensaio Clínico Controlado Randomizado de 6 Meses. J Dent Res. 2019 Mar;98(3):288295.
55. Nohra J, Kassir AR, Mokbel N, Naaman N. Acompanhamento a longo prazo da endodontite de implante iatrogénica: Relato de um caso. Int J Periodontics Restorative Dent. 2019 Mar/Abr;39(2):239-243.
56. Saulacic N, Schaller B. Prevalência de peri-implantite em implantes com superfícies torneadas e rugosas: uma revisão sistemática. J Oral Maxillofac Res. 2019 Mar 31;10(1):e1.
57. Roccuzzo M., Pittoni D., Roccuzzo A., Charrier L., Dalmasso P. Tratamento cirúrgico de lesões intra-ósseas peri-implantite através de mineral ósseo bovino desproteinizado com 10%

de colagénio: resultados de 7 anos. Clin. Oral Implant Res. 2017;28:1577-1583.

58. Bunk D, Eisenburger M, Häckl S, Eberhard J, Stiesch M, Grischke J. O efeito da irrigação oral adjuvante nos cuidados orais auto-administrados na gestão da mucosite periimplantar: Um ensaio clínico controlado e aleatório. Clin Oral Implants Res. 2020 Oct;31(10):946-958.

59. Sahrmann P, Gilli F, Wiedemeier DB, Attin T, Schmidlin PR, Karygianni L. O Microbioma da Peri-Implantite: A Systematic Review and Meta-Analysis. Microorganismos. 2020 maio 1;8(5):661

60. Isler, S.C., Soysal, F., Akca, G. et al. Os efeitos dos métodos de descontaminação da superfície do implante dentário na análise da expressão de citocinas no tratamento cirúrgico reconstrutivo da periimplantite. Odontology 109, 103-113 (2021).

61. Romandini M, Pedrinaci I, Lima C, Soldini MC, Araoz A, Sanz M. Prevalência e indicadores de risco/proteção da deiscência dos tecidos moles bucais em redor de implantes dentários. J Clin Periodontol. 2021 Mar;48(3):455-463.

62. Monje A, Pérez A, Vera-Rodriguez M, Nart J, Catena A, Petrova D. Compreensão e recordação de informação sobre factores associados à peri-implantite: Um ensaio aleatório controlado. J Periodontol. 2022 Jan;93(1):89-99

63. Romandini M, Pedrinaci I, Lima C, Soldini MC, Araoz A, Sanz M. Prevalência e indicadores de risco/proteção da deiscência dos tecidos moles bucais em redor de implantes dentários. J Clin Periodontol. 2021 Mar;48(3):455-463.

64. Mandillo-Alonso V, Cascos-Sánchez R, Antonaya-Martín JL, Laguna-Martos M. Avaliação da espessura dos tecidos moles em coroas aparafusadas através da técnica de preparação biologicamente orientada (BOPT). J Clin Exp Dent. 2021 Dec 1;13(12):e1209-e1215.

65. Galarraga-Vinueza ME, Obreja K, Khoury C, Begic A, Ramanauskaite A, Sculean A, Schwarz F. Influência da polarização dos macrófagos na eficácia da terapia cirúrgica da peri-implantite. Int J Implant Dent. 2021 Nov 12;7(1):110.

66. Sayardoust S, Johansson A, Jönsson D. Do Probiotics Cause a Shift in the Microbiota of Dental Implants-A Systematic Review and Meta-Analysis (Os probióticos causam uma mudança na microbiota dos implantes dentários - uma revisão sistemática e uma meta-análise). Front Cell Infect Microbiol. 2022 Mar 16;12:823985.

67. Mandillo-Alonso V, Cascos-Sánchez R, Antonaya-Martín JL, Laguna-Martos M. Avaliação do comportamento dos tecidos moles e duros peri-implantares em coroas aparafusadas através da técnica de preparação biologicamente orientada (BOPT): Estudo analítico longitudinal ambispectivo. J Clin Exp Dent. 2022 Jan 1;14(1):e64-e71.

68. Isler SC, Soysal F, Ceyhanli T, Bakirarar B, Unsal B. Eficácia do fator de crescimento concentrado versus membrana de colagénio na terapia cirúrgica reconstrutiva da peri-implantite: resultados de 3 anos de um ensaio clínico aleatório. Clin Oral Investig. 2022 Aug;26(8):52475260.

69. Mombelli, Andrea & Lang, Niklaus. (2007). Parâmetros clínicos para avaliação de implantes dentários. Periodontologia 2000. 4. 81 - 86.

70. Hultin M, Gustafsson A, Hallström H, Johansson LA, Ekfeldt A, Klinge B. Achados microbiológicos e resposta do hospedeiro em pacientes com peri-implantite. Clin Oral Implants Res. 2002 Aug;13(4):349-58.

71. O implante dentário resposta clínica e biológica dos tecidos orais Ralph V. McKinnery Jr. e Jack E. Lemons. (1985)

72. Berglundh T, Lindhe J.: Dimensão da mucosa peri-implantar. A largura biológica revisitada. J Clin Periodontol 1996; 23:971-3.
73. Dienn MG, Maxian SH: Biomateriais utilizados em cirurgia ortopédica: Biologia de Implantação. Boca Ranton, Flórida, CRC Press, 1994.
74. Bjorn Klinge, Margareta Hultin, Tord Berglundh: Peri-implantite: The Dental Clinics of America, 49 (2005) 661-676.
75. Yuan X, Pei X, Chen J, Zhao Y, Brunski JB, Helms JA. Análises comparativas das interfaces de tecidos moles em redor de dentes e implantes: Insights de um modelo de implante pré-clínico. J Clin Periodontol. 2021 maio;48(5):745-753.
76. Manea A, Bran S, Dinu C, Rotaru H, Barbur I, Crisan B, Armencea G, Onisor F, Lazar M, Ostas D, Baciut M, Vacaras S, Mitre I, Crisan L, Muresan O, Roman R, Baciut G. Princípios de biomecânica em implantologia oral. Med Pharm Rep. 2019 Dec;92(Suppl No 3):S14-S19. 77. Carinci F, Lauritano D, Bignozzi CA, Pazzi D, Candotto V, Santos de Oliveira P, Scarano A. Uma nova estratégia contra a peri-implantite: Revestimento Interno Antibacteriano. Int J Mol Sci. 2019 Aug 9;20(16):3897.
78. Hultin, M., Gustafsson, A., Hallstrom, H., Johansson, L.-A., Ekfeldt, A., & Klinge, B. (2002). *Achados microbiológicos e resposta do hospedeiro em pacientes com peri-implantite. Clinical Oral Implants Research, 13(4), 349-358.*
79. Lind KH, Ulvik IM, Berg E, Leknes KN. Perda óssea marginal reversível, não induzida por placa, à volta de um implante osseointegrado: Um relato de caso. Clin Case Rep. 2022 Jun 7;10(6):e05946.
80. Belibasakis GN, Charalampakis G, Bostanci N, Stadlinger B. Infecções peri-implantares de etiologia de biofilme oral. *Adv Exp Med Biol.* 2015;830:69-84.
81. Ivanovski S, Bartold PM, Huang YS. O papel da resposta do corpo estranho na periimplantite: Quais são as provas? Periodontol 2000. 2022 Out;90(1):176-185.
82. Heitz-Mayfield LJ, Schmid B, Weigel C et al. A carga oclusal excessiva afecta a osseointegração? Um estudo experimental no cão. *Clin Oral Implants Res.* 2004;15(03):259-268.
83. Trivedi AR, Jathal BS, Patel VG, Gupta SA, Purani HJ, Sahayata VN, et al. Unrevealed Mechanisms of Bacterial Virulence in Periodontitis and Peri-Implantitis - Gingipains. J Dent & Oral Disord. 2017; 3(2): 1057.
84. lusan SAL, Lucaciu OP, Petrescu NB, Miricã IC, Toc DA, Albu S, Costache C. The Principais Comunidades Bacterianas Identificadas nos Locais Afectados pela Periimplantite: Uma Revisão Sistemática. Microorganismos. 2022 Jun 16;10(6):1232.
85. Cairo F, Gaeta C, Dorigo W, Oggioni MR, Pratesi C, Pini Prato GP, Pozzi G. Agentes patogénicos periodontais em placas ateromatosas. Um ensaio clínico e laboratorial controlado. *J Periodontal Res.* 2004;39:442-6.
86. Kim J, Amar S. Doença periodontal e condições sistémicas: uma relação bidirecional. Odontology. 2006 Sep;94(1):10-21.
87. Han YW, Redline RW, Li M, Yin L, Hill GB, McCormick TS. *O Fusobacterium nucleatum* induz nados-mortos prematuros e de termo em ratinhos grávidas: implicação das bactérias orais no nascimento pré-termo. *Infect Immun.* 2004;72:2272-9.
88. Jacobs R, Ghyselen J, Konincks P, van Steeberghe D. Avaliação da massa óssea a longo prazo da mandíbula e da coluna lombar num grupo de mulheres que recebem terapia hormonal de substituição.
Eur J Oral Sci. 1996;104:10-6.

89. Rokaya D, Srimaneepong V, Wisitrasameewon W, Humagain M, Thunyakitpisal P. Atualização da peri-implantite: Indicadores de risco, diagnóstico e tratamento. Eur J Dent. 2020 Oct;14(4):672-682.
90. Ormianer, Zeev DMD; Matalon, Shlomo DMD; Block, Jonathan DMD; Kohen, Jerry DMD. Desenho da rosca do implante dentário e as consequências na perda óssea marginal a longo prazo. Implantologia 25(4):p 471-477, agosto de 2016.
91. Strong J, Misch C, Bidez M. Área de superfície funcional: Otimização do parâmetro de forma da rosca para o desenho do corpo do implante. Compend Contin Educ Dent. 1998;19:4-9.
92. Ormianer, Zeev DMD; Matalon, Shlomo DMD; Block, Jonathan DMD; Kohen, Jerry DMD. Desenho da rosca do implante dentário e as consequências na perda óssea marginal a longo prazo. Implantologia 25(4):p 471-477, agosto de 2016.
93. Roccuzzo, A., Stähli, A., Monje, A., Sculean, A., & Salvi, G. (2021). *Peri-Implantite: Uma atualização clínica sobre a prevalência e os resultados do tratamento cirúrgico. Jornal de Medicina Clínica, 10(5), 1107.*
94. Schwarz, F., Derks, J., Monje, A., & Wang, H.-L. (2018). Peri-implantite. Jornal de Periodontologia, 89, S267-S290.
95. Berglundh T., Armitage G., Araujo M.G., Gustavo A.-O., Juan B., Paulo M.C., Stephen C., David C., Jan D., Elena F., et al. Doenças e condições peri-implantares: Relatório de consenso do grupo de trabalho 4 do Workshop Mundial de 2017 sobre a Classificação de Doenças e Condições Periodontais e Periimplantares. *J. Periodontol.* 2018;89:S313-S318.
96. Passi D, Singh M, Dutta SR, Sharma S, Atri M, Ahlawat J, Jain A. Newer proposed classification of periimplant defects: Uma atualização crítica. J Oral Biol Craniofac Res. 2017 JanAbr;7(1):58-61. doi: 10.1016/j.jobcr.2017.01.002. Epub 2017 Feb 7.
97. Rokaya D, Srimaneepong V, Wisitrasameewon W, Humagain M, Thunyakitpisal P. Atualização da peri-implantite: Indicadores de risco, diagnóstico e tratamento. Eur J Dent. 2020 Oct;14(4):672-682.
98. Ramanauskaite A, Juodzbalys G. Diagnostic Principles of Peri-Implantitis: a systematic review and guidelines for Peri-Implantitis diagnosis proposal (Princípios de diagnóstico da peri-implantite: uma revisão sistemática e diretrizes para a proposta de diagnóstico da peri-implantite). J Oral Maxillofac Res. 2016 Sep 9;7(3):e8.
99. Alani, A., Bishop, K. Peri-implantite. Parte 3: Modos actuais de gestão. *Br Dent J* **217**, 345-349 (2014).
100.Park J C, Kim C S, Choi S H, Cho K S, Chai J K, Jung U W. Extensão do retalho obtida por incisões verticais e de libertação periosteal: um estudo de coorte prospetivo. Clin Oral Implants Res 2012; 23: 993-998.
101.Roos-Jansåker A M, Renvert H, Lindahl C, Renvert S. Cicatrização submersa após tratamento cirúrgico de peri-implantite: uma série de casos. J Clin Periodontol 2007; 34: 723727 102. Mombelli A, Lang N P. Tratamento antimicrobiano de infecções peri-implantares. Clin Oral Implants Res 1992; 3: 162-168.
103.Javed F, Alghamdi A S, Ahmed A, Mikami T, Ahmed H B, Tenenbaum H C. Eficácia clínica dos antibióticos no tratamento da peri-implantite. Int Dent J 2013; 63: 169-176.
104.Renvert, Stefan; Persson, G. Rutger; Pirih, Flavia Q.; Camargo, Paulo M. (2018). *Saúde periimplantar, mucosite periimplantar e periimplantite: Definições de casos e considerações diagnósticas. Journal of Clinical Periodontology, 45, S278-S285.*

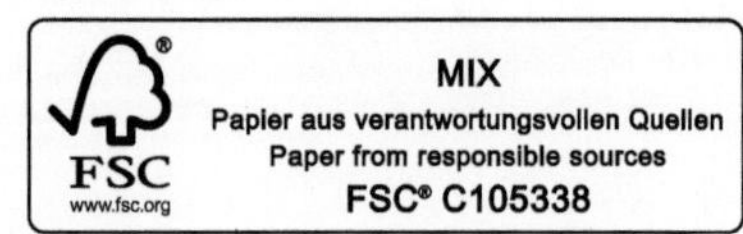

Printed by Books on Demand GmbH, Norderstedt / Germany